# 改訂新版
## たった "22" 項目で学べる
# 褥瘡ケア

皮膚科学
看護スキルアップ
シリーズ
New①

[編著]
**安部　正敏**
医療法人社団廣仁会 理事長
札幌皮膚科クリニック 院長

# 改訂新版
# はじめに

　10年前"たった20項目シリーズ"は外用療法とともに本書によりスタートした．2冊同時出版は，浅学非才な筆者には誠につらい仕事でもあったが，低価格を意図した本書は幸いにも多くの方々にご愛読いただくことが出来た．

　2冊で満足していた筆者であるが，ありがたきことに読者から続編のご要望を少なからず頂戴し，調子にのって計5冊のシリーズとなった．しかし，一皮膚科医である筆者にとってさすがにこれ以上はネタ切れである．ならば趣味を生かし"たった20項目で学べる鉄道医学"や"たった20項目で学べる献血ケア"などを出しても誰も見向きもももしないであろう．

　かような戯言を本書生みの親増田氏と酒を飲みながら駄弁っていると，何と本書の在庫が僅かとなり増刷を迷っていると言う．10年前に出版した本書がまだ皆様に可愛がっていただけている事実に筆者はいたく感動し，涙する勢いであった．ならば増刷ではなく，昨今の褥瘡にまつわるトピックスをアップデートし，改訂版を出そう！　と決意し僅か2か月で出版に漕ぎ着けた．これは，褥瘡ケアを学ぶ初学者に安価でわかりやすい最新の入門書をお届けしたいという熱意とともに，酒の席で増田氏が筆者に隠れて会計をしてしまい，奢られてしまったことによる．ただ，筆者の熱意は類書よりお安く！　という家電量販店に通じる決意に現れている．

　本改訂新版が皆様の褥瘡ケア習得のささやかなお役に立てば，筆者はもちろん本誌出版に関わった全てのスタッフの存外の喜びである．

2024年8月

安部正敏

# 本書の特徴と使い方

　本書はあくまでも「褥瘡ケア初心者のための入門書」であることを十分意識している．であるので，本書でケアが100%習得できると思ったら大間違いであり，事実記載していないことも多い．筆者は「学研ナーシングセミナー」の『1日でわかる皮膚のすべて』において，現場の看護師が抱く褥瘡診療の悩みを目の当たりにした．現代の看護師は向学心に富み，勉強熱心である．ただ，寄せられる質問の内容は当たり前であるが，自らの臨床経験から発せられるものが圧倒的に多く，その答えを皮膚科専門医向けの分厚い褥瘡ケアの成書に見出すには，あまりに労力がかかるものである．

　そこで本書は，看護師が実際直面し，悩む褥瘡ケアについて，皮膚科的見地から解決できる事項をセレクトし，平易な記載を試みた．さらに，全体としてコンパクトな本にするように心がけ，容易に読破していただけるようにした．

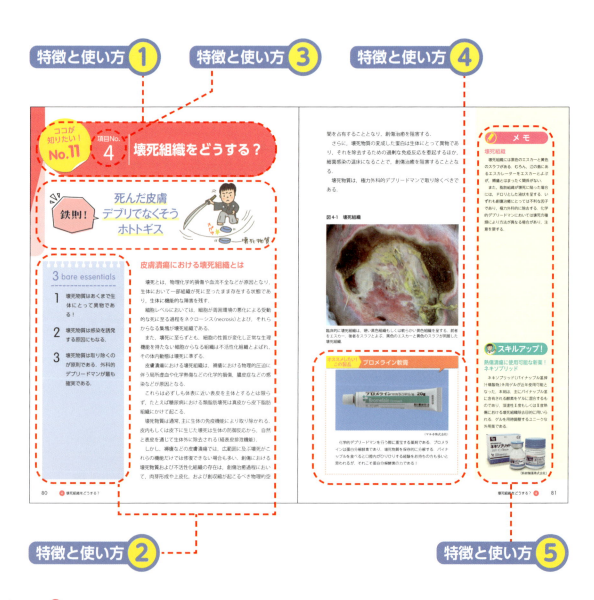

とかく最近の看護学書や医学書は見開き2ページぐらいでテーマごとにまとめたものが多い．無論，基礎知識があれば，疑問を調べるなどの用途にはその方が使いやすい．しかし，初心者は，まず褥瘡ケアの流れを掴まねば，興味の湧きようがないのが実情であろう．そこで，本書はあくまで「読み物」として単著執筆の体裁にこだわった．

しかし，読み物であっても湯川秀樹などの難解な物理学書などでは看護学は頭に入らない（ちなみに，著者は中学生時代，難解な書物を読破する事実を自慢してやろうと，だしぬけに書店に現れ「難解な本が欲しい！」などと述べたことがあるが，そのとき真摯に対応した書店のオヤジが推薦した本こそ，湯川秀樹の自伝「旅人」であった．無論，当時は難解でさっぱり理解できなかった）．

本書で容易に学んでいただけるように工夫したのは以下の点であり，ぜひ特徴を理解していただいたうえで，日々の臨床現場での褥瘡診療スキルアップにお役立ていただきたい．

## 特徴と使い方 ① 現場のニーズに則した構成

学研ナーシングセミナーにおいて，ご質問の多い事項から，順に記載する前代未聞の本となってしまった．通常，医学書は解剖などの総論から入り，各論に進んでいくのが王道である．しかし，本書はあえてそのタブーを破ったのである．そもそも褥瘡診療は，現在のように褥瘡が高度な学問体系として成熟する前から，看護師の経験的工夫として粛々と行われてきた医療行為である．つまり，知識がなくとも褥瘡ケアは可能なわけで，要はそれが正しいか，間違いかということがカギとなる．

忙しい医療現場の看護師はなかなか長時間，小説を読むがごとく一気に看護学書を読破するのは無理というものである．そこで本書はあえてご質問の多い「褥瘡の好発部位」をトップとしている．先頭から読んでいただくと，たとえ途中まで読んだとしても，大勢の看護師が悩んでいる褥瘡診療の真実を習得することが可能である．つまり読んだ分だけスキルが上がることとなる．

ただし，時間をとって総論から読みたい方のために，各章のナンバーは総論から各論へと向かってふってあり，その場合にはお手数ながら，ページを前後しナンバー順にお読みいただきたい．

## 特徴と使い方 ② あえて下手な俳句調の「鉄則」とイラストが巻頭に

日本人が古来よりこよなく愛す俳句と短歌．中でも世界で一番短い詩とされる俳句は，5・7・5のリズムで日本人の美意識にマッチしている．今日まで脈々とこの文化が生きているということは，記憶に残りやすいという側面があるからである．

そこで，本書ではご批判を顧みず俳句のルールを無視した下手な俳句（？）を「鉄則」として巻頭に掲げ，イラストを入れ，音とビジュアルで記憶してもらえるよう工夫した．さらに，文頭に3 bare essentialsという3つの重要事項を短文で記載し，ポイントを容易に理解いただけるようにした．

## 特徴と使い方 ③ たった22の章

あくまで入門編という考え方から，初版では単元は20に厳選したが，本改訂新版では昨今のトレンド，医療現場のニーズを鑑み，新規単元を2つ増やし，「22」とした．さらに，半分は総論，半分は各論とした．また，重要な事項はあえて重複している場合もある．

## 特徴と使い方 ④ 薬剤はすべて商品名

　医学書や学会発表の際には，薬品は一般名で記載，発表するのが原則である．しかし，本書は入門編として，すぐに理解していただける本を目指したため，薬剤名はあくまで医療現場で馴染みのある商品名を使用した．原則ジェネリック医薬品ではなく，先発品の名前を用いており，プラクティカルに役立つことを目指した．

　なお，学研ナーシングセミナーでいただくご質問においては，実際の製品のチョイスを問われることが非常に多い．本書は初心者向けに理解しやすい観点から，筆者が実際に使用し，有用性のあるものと考えた製品を「オススメしたい！この製品」として紹介した．

　しかし，重要な点は，これはあくまで筆者個人の判断であり，世の中には他にも優れた製品は数多く存在するということである．筆者も臨床現場において，現在使用可能な製品をすべて経験しているわけではないので，あくまで筆者による使用経験と思っていただきたい．なお，掲載に関しては必ず筆者自ら各社に掲載許可を直接いただき，掲載費用などはいただいておらず，開示すべき利益相反はない．

## 特徴と使い方 ⑤ ポイント，スキル，メモそして無駄知識

　本文は出来るだけ短くし，「ポイント」「スキル」「メモ」そして「エピソード」「無駄知識」までを挿入した．人間が何か作業をする際には余裕があってこそ成功するものである．

　そこで本書はあえて「無駄知識」などを入れることで，本に余裕を持たせた．きっと記憶が容易になると思われる．さらに，具体的な処方例も記載した．なぜ皮膚科医は，この疾患にその薬剤を出すのか，そのエッセンスを理解いただけるようにした．

## 特徴と使い方 ⑥ できるだけ安価で

　ぜひ大勢の方にお目通しいただき，褥瘡に興味を持ってもらえるよう，お求めやすい金額にこだわりぬいた．結果，Gakkenの大サービス出版物となっており，これは本書編集担当の増田氏の大いなるご尽力と社長の大英断の賜物である．

　本書により褥瘡ケア，そして皮膚科学に一人でも多くの看護師が興味を持っていただければ，二人の存外の喜びである．

### では，「褥瘡診療」ワールドの入口へいざ出発！

カバー・表紙・本文デザイン：株式会社エストール
DTP：株式会社エストール
本文イラスト：中村加代子，日本グラフィックス

皮膚科学 看護スキルアップシリーズNew①
たった"22"項目で学べる 褥瘡ケア

# Contents

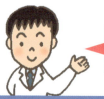

知りたいところをまず読みたい！
そんなアナタはこちら！

## ナースが"知りたい順"のもくじ

| | 項目No. | | ページ |
|---|---|---|---|
| ココが知りたい！ No.1 | 3 | 褥瘡の好発部位 | 12 |
| New！ No.2 | 8 | ちょっと違う褥瘡！ 医療関連機器褥瘡 | 18 |
| New！ No.3 | 9 | 褥瘡ケアで覚えておきたいスキン-テア | 22 |
| ココが知りたい！ No.4 | 1 | 褥瘡診療はなぜ難しいのか？ | 28 |
| 質問件数 No.5 | 5 | 褥瘡をどう診断する？ | 38 |
| ココが知りたい！ No.6 | 6 | 褥瘡をどう評価する？ | 50 |
| ココが知りたい！ No.7 | 2 | 創傷治癒過程 | 56 |
| ココが知りたい！ No.8 | 7 | 褥瘡はなぜ湿らせて治す？ | 62 |
| ココが知りたい！ No.9 | 19 | 抗菌作用と抗生剤の違いは？ | 68 |
| ココが知りたい！ No.10 | 10 | 浸軟はなぜ悪い？ | 76 |

8　● Contents

| ココが知りたい！ | 項目No. | | |
|---|---|---|---|
| No.11 | 4 | 壊死組織をどうする？ | 80 |
| No.12 | 11 | 体圧分散の方法は？ | 82 |
| No.13 | 12 | 褥瘡をどう治療する？ | 86 |
| No.14 | 18 | 褥瘡における適切な外用薬の選択は？ | 94 |
| No.15 | 20 | ドレッシング材の使い方 | 98 |
| No.16 | 13 | ラップ療法をどう考える？ | 102 |
| No.17 | 14 | 進化する陰圧閉鎖療法 | 106 |
| No.18 | 15 | 洗浄、そして消毒 | 110 |
| No.19 | 16 | 感染とクリコロ | 116 |
| No.20 | 17 | 滲出液の評価とコントロール | 120 |
| No.21 | 21 | 褥瘡ケアにおける固定法 | 124 |
| No.22 | 22 | 褥瘡ケアにおけるリスクの評価 | 130 |
| | | 索 引 | 133 |

皮膚科学 看護スキルアップシリーズNew①
たった"22"項目で学べる 褥瘡ケア

# Contents

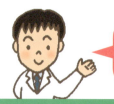

総論から順を追って読みたい！
そんなアナタはこちら！

総論から各論へのもくじ

|  | | | |
|---|---|---|---|
| 項目No. | 1 | 褥瘡診療はなぜ難しいのか？ | 28 |
| 項目No. | 2 | 創傷治癒過程 | 56 |
| 項目No. | 3 | 褥瘡の好発部位 | 12 |
| 項目No. | 4 | 壊死組織をどうする？ | 80 |
| 項目No. | 5 | 褥瘡をどう診断する？ | 38 |
| 項目No. | 6 | 褥瘡をどう評価する？ | 50 |
| 項目No. | 7 | 褥瘡はなぜ湿らせて治す？ | 62 |
| 項目No. | 8 | ちょっと違う褥瘡！ 医療関連機器褥瘡 | 18 |
| 項目No. | 9 | 褥瘡ケアで覚えておきたいスキン-テア | 22 |
| 項目No. | 10 | 浸軟はなぜ悪い？ | 76 |

| 項目No. | 11 | 体圧分散の方法は？ | 82 |
| 項目No. | 12 | 褥瘡をどう治療する？ | 86 |
| 項目No. | 13 | ラップ療法をどう考える？ | 102 |
| 項目No. | 14 | 進化する陰圧閉鎖療法 | 106 |
| 項目No. | 15 | 洗浄、そして消毒 | 110 |
| 項目No. | 16 | 感染とクリコロ | 116 |
| 項目No. | 17 | 滲出液の評価とコントロール | 120 |
| 項目No. | 18 | 褥瘡における適切な外用薬の選択は？ | 94 |
| 項目No. | 19 | 抗菌作用と抗生剤の違いは？ | 68 |
| 項目No. | 20 | ドレッシング材の使い方 | 98 |
| 項目No. | 21 | 褥瘡ケアにおける固定法 | 124 |
| 項目No. | 22 | 褥瘡ケアにおけるリスクの評価 | 130 |

索引 133

## ココが知りたい！ No.1

### 項目No.3 褥瘡の好発部位

**鉄則！** 痩せていて出っ張った部位要注意！

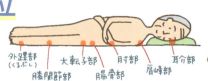

### 3 bare essentials

1. 褥瘡は皮膚に外力が加わり，虚血に至る機序（局所的原因）とともに，患者の基礎疾患，日常生活活動性，栄養状態や心理状態が発症要因となる（全身的原因）

2. 患者が置かれた社会環境や経済力も，褥瘡発症に大きくかかわる因子（社会的原因）である．とくに在宅患者においては，その対策が急務である．

3. 痩せた人の骨突出部位は要注意である．

### 褥瘡発症の要因とは？

褥瘡患者を少しずつ経験するにつれ，患者の共通項に気づくようになるだろう．

おおむね「痩せた」「自ら体動困難な高齢者の」「皮膚表面が突出した部位」に発症する（図3-1）．

図3-1　褥瘡のある患者の共通項

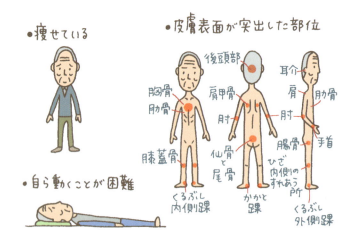

もちろん，褥瘡は単に皮膚に力が加わり，虚血状態によって起こるだけではなく，基礎疾患や栄養状態などの何らかの創傷治癒阻害因子（これがなければ傷はすみやかに治るの

だ！）により創傷治癒の働きが弱くなった結果，皮膚の傷が治りにくくなった状態において発症する．

　その背景には，褥瘡患者が有する基礎疾患，日常生活の活動性，栄養状態から患者の心理状態までもが左右する．

　褥瘡ケアにおいては，その患者が有するさまざまな要因が複雑に関与するため，治療計画においては，個々の患者が持つ問題点を抽出したうえで，それぞれに適切な介入を行い，治癒に導くべきである．

　しかし，初心者はこのすべてをアセスメントし，問題を解決することは甚だ困難であり，たとえ褥瘡のエキスパートであっても，すべてを1人で完璧に遂行することは無理というものである．

　自らの専門分野において，そのスキルをいかんなく発揮し，多職種みんなで協力し治療・ケアにあたるべきであろう．

　本項では褥瘡発症における，①局所的要因，②全身的要因，③社会的要因，の3つを学ぼう．

## ①局所的要因

　局所的要因は，先に記したごとく皮膚の解剖と生理からくる問題である．さらに高齢者になった場合，皮膚そのものの加齢による変化についても考えなければならない．

　高齢者の皮膚においては，表皮の菲薄化と表皮突起の平坦化，真皮乳頭層の毛細血管係蹄の消失が観察される（図3-2）．この状態は臨床的に脆弱な皮膚と表現される．このため，高

### ムダ知識!!

子どもの皮膚の特徴として，身体各部位の面積比が年齢によって異なることが挙げられる．

たとえば頭部は成人では9％であるが，新生児では18％を占める．熱傷の際の評価指標としてWallaceの9の法則が使用できないことは有名である．

一方，子どもの皮膚の構造は成人皮膚と大きく変わることはない．しかし，厚さは薄く，成人に比較し，新生児の皮膚の厚さは約半分である．

図3-2　高齢者の皮膚の特徴①

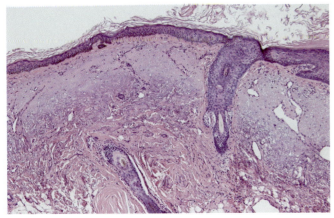

表皮の菲薄化と表皮突起の平坦化，真皮乳頭層の毛細血管係蹄の消失が観察される．

図3-3 高齢者の皮膚の特徴②

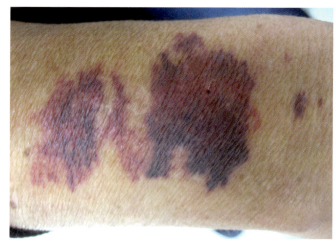

高齢者では軽微な外力により，容易に出血が生じたり出現したり，表皮剥離が起こる．

図3-4 皮膚バリア機能の低下

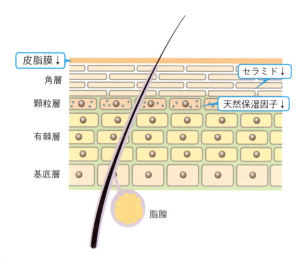

皮脂分泌の減少，セラミドや天然保湿因子の減少が起こり，バリア機能が低下する．

## スキルアップ！

### サンスクリーン

　サンスクリーン使用は，何も患者だけでなく，美しいお肌を保ちたいアナタにも必要なことである．

　選択法などについては姉妹書『たった"22"項目で学べる 外用療法 改訂新版』をぜひ!!

齢者では軽微な外力により，容易に皮内の出血が生じたり出現したり，表皮剥離が起こる（図3-3）．

　また，皮脂分泌の減少，セラミドや天然保湿因子の減少が起こり，バリア機能が低下する（図3-4）．

　一方，真皮の老化には，生理的老化（chronological ageing）と光老化（photoageing）の2つのメカニズムが存在する．当然，生理的老化は年齢には勝てぬので予防は難しいが，光老化はサンスクリーンなどを適切に使用することで，

図3-5 光老化のメカニズム

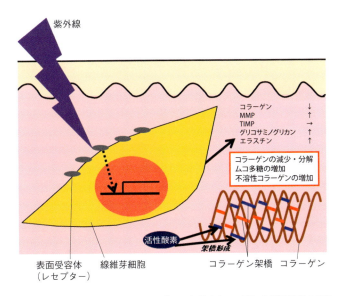

コラーゲンの変性，血管壁の肥厚，プロテオグリカンの増加や弾性線維の増加や不規則な斑状沈着，軽度の血管周囲性の炎症細胞浸潤がみられる．また，ヒアルロン酸などの細胞外基質も減少する．

ある程度予防することも可能である！

　生理的老化では，真皮は全体として萎縮し，コラーゲンおよび細胞外基質のプロテオグリカンも減少する．また，弾性線維も減少もしくは変性する．

　一方，光老化ではコラーゲンの変性，血管壁の肥厚，プロテオグリカンの増加や弾性線維の増加や不規則な斑状沈着，軽度の血管周囲性の炎症細胞浸潤がみられる．また，ヒアルロン酸などの細胞外基質も減少する（**図3-5**）．

　このような脆弱な皮膚は，ある程度ではあるが，保湿剤塗布などによるスキンケアにより回避することが可能であり，ここに褥瘡診療におけるスキンケアの重要性が理解できる

　さらに，褥瘡創面はもちろんのこと，周囲の皮膚の感染や過剰な浸出液による浸軟などは，正常な創傷治癒過程を阻害することとなる．

　たとえば，感染創では生体側は細菌を処理するため，好中球などの炎症細胞が多数病変部に出現する．この場合，好中球はさまざまな蛋白質を分解する化学物質を産生するため，創傷治癒に悪影響を及ぼす（**図3-6**）．

　この事実からも，創面のみならず周囲皮膚のスキンケアは極めて重要な褥瘡ケアであることが理解できる．

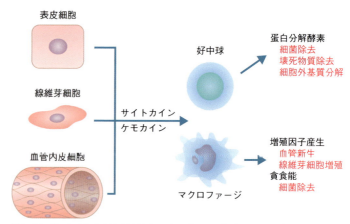

図3-6 創面での炎症細胞

好中球などの炎症細胞が多数創傷部に出現すると，好中球はさまざまな蛋白質を分解する化学物質を産生することで，創傷治癒に悪影響を及ぼす場合がある．

## ②全身的要因

褥瘡は，自力での体動が困難な高齢者の骨突出部位に好発する．たとえば仰臥位では仙骨部，側臥位では大転子部などである．

高齢者においても，とくにクッションとなる脂肪組織が少ない痩せた患者に多い．摂食できない患者に生じた褥瘡が，栄養状態の改善とともに急速に治癒していく場合も多く，褥瘡治療において栄養学の重要性は論をまたない．

蛋白質・エネルギー低栄養状態（protein energy malnutrition：PEM）という概念を理解する必要がある（**表3-1**）．PEMでは生体ではクッションの役割を有する脂肪組織が減少する．

また，筋蛋白異化亢進が進み，筋萎縮がみられる．このため，骨突出が顕著となる．さらにPEMでは，組織の浮腫を招くことにより皮膚は傷つきやすく，かつ治癒が遷延する．

末梢血リンパ球数の減少やリンパ球幼若化反応などの免疫力のパラメーターも悪化する．高齢者の実に40％はPEMの状態であるといわれ，患者のPEMを把握するには血清アルブミン値（血清総蛋白値）や体重変化率が有用である．

血清アルブミン値は，3.0g/dL以下，1か月で5.0％以上の体重減少がみられたときにPEMと判断する．

さらに，患者に拘縮があると，骨突出はより大きな問題となる．このような場合，リハビリテーションにより，少しでも拘縮が改善するように努めることが重要である．

---

## 体験！

### 褥瘡の好発部位

褥瘡は骨突出部位に生じるが，そもそも病的骨突出部位は，自分が寝るときの姿勢を思い浮かべるとよい．どこに力が加わっているであろうか？

実際に今，本書を離れ寝そべってみよう！　極力動かないように頑張っていただくと，以下の部位（●印）が痛くなってくるに違いない！　そこが褥瘡の好発部である！

#### 仰臥位

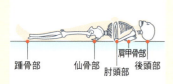

#### 側臥位

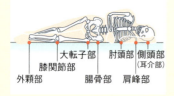

表3-1 蛋白質・エネルギー低栄養状態（PEM）の指標

| 1) 体重減少 | 1か月で5%以上 |
|---|---|
| 2) 血清アルブミン | 3.0g/dL以下 |
| 3) BMI | 19.8以下 |
| 4) ヘモグロビン値 | 11.0g/dL以下 |
| 5) ヘマトクリット | 男：40%，女：34%以下 |
| 6) 総コレステロール値 | 160mg/dL以下 |
| 7) TLC | 1,200/mm$^3$未満 |

### ③社会的要因

　創傷治療学の発達に加え，医療保険制度の改正により，近年褥瘡は医療者の大きな関心事となった．その結果，とくに急性期病院の褥瘡発症率は減少し，最近では医療関連機器による圧迫創（医療関連機器褥瘡）が注目を集めている．

　しかし，在宅の現場においては，いまだ褥瘡は大きな問題であることに変わりはない．2000年より介護保険制度がスタートした．これにより在宅高齢者においても，介護認定が受けられれば各種の在宅サービスやショートステイ，また介護保険施設の利用が可能となった．褥瘡についても，その範囲内でのサービスが受けられるようになったほか，場合によっては医師による訪問診療が受けられるようになった．

　しかし，実際の医療現場では，看護・介護職員の人手不足や，創傷に関する専門的知識を有する医師・看護師の不在，さらに高齢者社会の到来と核家族化により，1人暮らしの高齢者が増え，満足のいく医療および介護サービスが受けられない高齢者（経済的困窮者）が，いまだに多く存在する．

　2014年の介護保険制度改定で，医師，看護師，管理栄養士が同時に在宅訪問診療を行うなどの一定条件を満たすと保険点数加算が可能となったが，実際問題として医療スタッフの人件費までは賄えるとは思えず今後の推移が注目される．

　しかしながら，在宅診療においても看護師が大きなキーマンとなることは間違いなく，家族やケアマネジャーそして栄養士とともに適切なアセスメントとケアを提供する期待を負っているのである．

　このように褥瘡発症には，局所的要因に加え，患者の全身的要因，患者の置かれた社会的要因が複雑に関与することが，褥瘡治療を一層複雑にしている．

# New! No.2 項目No.8 ちょっと違う褥瘡！医療関連機器褥瘡

**鉄則！** 医原性褥瘡つくるは医療機器

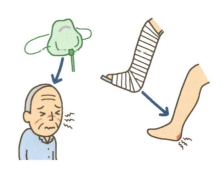

## 3 bare essentials

1. これまでの概念と異なり，自重以外の圧迫が要因による皮膚および皮膚粘膜移行部に生ずる創傷である．

2. 原因として人工呼吸器や非侵襲的陽圧換気療法（NPPV），体腔内留置カテーテル（PCPS，IABP，胸・腹腔ドレーンや膀胱内留置カテーテルなど）や経鼻管や末梢血管ルートなどがある．

3. 医療関連機器褥瘡を作らないためには，何より予防的ケアの実践が重要でありナースの双肩にかかっている！

医療関連機器褥瘡は，以前「医療関連機器圧迫創傷」と称されていたが，2024年に日本褥瘡学会により改称され，褥瘡の名称が付された．英語表記ではMedical Device Related Pressure Ulcerと称され，MDRPUと略される．

日本褥瘡学会によるMDRPUの定義は『医療関連機器による圧迫で生じる皮膚ないし下床の組織損傷であり，厳密には従来の褥瘡すなわち自重関連褥瘡と区別されるが，ともに圧迫創傷であり，広い意味では褥瘡の範疇に属する．なお，尿道，消化管，気道等の粘膜に発生する創傷は含めない』とされ，言ってみれば医原性褥瘡とも考えられ，医療現場でいかにその発生を防ぐかが焦点となる．

褥瘡は従来患者の体重からくる，自重による圧迫により皮膚が壊死するものを指してきたが，MDRPUは患者の体重によらず，医療器具などの物理的圧迫である点が，発症機序として大きく異なるものである．

## MDRPUの主な原因

MDRPUの主な原因は以下に挙げるものであり，医療現場ではよく見る光景であることが理解できる．

## ◆MDRPUの原因

| | |
|---|---|
| 呼吸関連 | 酸素カニューラ，酸素マスク<br>ネーザルハイフロー<br>NPPVマスク<br>挿管チューブ，気管切開チューブ |
| モニター類 | 心電図モニター<br>パルスオキシメーター<br>自動血圧計 |
| ルート類 | 血管留置カテーテル（末梢ルート，動脈ルート）<br>PICカテーテル<br>ECMOカテーテル |
| 深部静脈血栓予防関連 | 弾性ストッキング，弾性包帯<br>フットポンプ |
| 固定用具，装具 | ギプス・シーネ<br>頸椎・腰椎コルセット<br>上下肢固定具，義足 |
| ドレーン類 | 胃管，イレウス管，経管栄養チューブ<br>胸腔ドレーン<br>尿道留置カテーテル |
| 手術室 | 手台<br>固定板など |
| その他 | 抑制帯<br>おむつなど |

## ◆MDRPUの好発部位

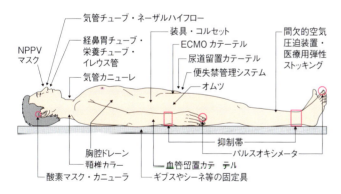

医療機器を装着・体内に刺入・固定している部位が，好発部位にあたります．

## MDRPUの発生機序

　MDRPUの発生機序において，重要なものとして，①機器要因，②個体要因，③ケア要因，の3つが挙げられる．

　現場のナースにとってまず一番注意しなければならないのは，①機器要因である．これは患者に使用する医療関連機器の形状が患者の局所皮膚の形態に合っていなかったり，また適切な医療関連機器の仕様であってもサイズの不一致によるものである．医療現場は時に緊急対応を迫られる場合があるため，日頃から複数のスタッフで医療関連機器選択を絶えず検証し，経験を積むことが望まれる．

　他方，②個体要因とは，患者の状態に起因するものであり，褥瘡発生リスクと共通する点が多い．具体的には加齢による皮膚の菲薄化や骨による皮膚の隆起，局所循環不全や浮腫などである．広義には患者の栄養状態や生活活動性も関係する．

　③ケア要因は，ナースが最も得意とするところであり，その不足による．具体的には接触圧低減のケアが不足していたり，接触面の保護不足，さらには栄養補給不足などが挙げられる．これらの発生要因を取り除くことがMDRPU対策の基本である．

## MDRPUのケア

　MDRPUを生じさせない対策として，まず重要なのは機器選択である．医療関連機器を使用する場合，まず患者の体格や局所部位の形態をアセスメントし，使用可能な医療関連機器が適切かどうかシミュレーションすることで，局所において圧迫やずれ力が最小となる機器を選択することが重要である．さらに，皮膚に直接触れる部位においては，柔軟性に富む素材などを選択するとよい．

　次に，フィッティングにおいては，医療関連機器操作手順書を熟知し，正しい使用法に沿い，機器の位置がずれないように機器の固定を確実に行うことが重要である．この際，機器を固定する医療用テープにも十分注意し，必要に応じてテープ貼用部位に皮膚被膜剤等を使用する．また，使用する機器によっては，圧迫力分散の目的で，機器と皮膚との間にクッションやドレッシング材の使用を検討するとよい．

医療関連機器使用中は絶えず機器だけでなく，皮膚を観察し，紅斑や紫斑の出現の有無などこまめにチェックし，トラブルを未然に防止することが重要である．

◆MDRPUの予防ケアのポイント

**医療機器使用開始前**
- 機器要因のアセスメント：機器サイズ選定
- 個体要因のアセスメント：計測や情報収集
- ケア計画と実施：外力を低減するための予防用具などの工夫，スキンケア，装着部位の皮膚の観察（とくに高齢者や新生児，クリティカル領域，終末期など皮膚の状態が明らかに悪い患者），全身の管理など
- 患者への使用説明，訴えの表出を依頼する

**医療機器使用中**
- フィッティング
- 皮膚の観察（最低でも2回／日程度）
- 除去できる場合は，スキンケアを実施し再装着する
- 除去できない場合は周囲皮膚を観察し色調の変化などがないか観察を行う
- 患者の訴え（痛み，しびれなど）を聞く
- MDRPUの発生時はDESIGN-R®2020を使用し診療簿に記録する

**全期間を通し多職種連携**
- 予防の重要性について教育を行う
- 医療者自身がMDRPU発生の危険があることを認識する
- 医療機器に添付されている使用禁忌や使用上の注意などを確認し予防ケアに徹する
- MDRPUが発生した場合の報告や対応方法について確認する

# 項目No.9 褥瘡ケアで覚えておきたいスキン-テア

**New! No.3**

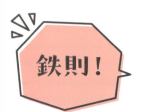

鉄則！ 裂傷さ 涙じゃないのよ スキン-テア

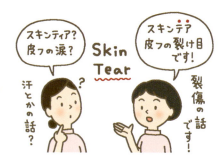

## 3 bare essentials

1. スキン-テアは，高齢者の脆弱な皮膚において軽微な外力により生ずる裂傷を指す用語である．

2. 正式な病名ではなく，看護領域で注目された概念である．海外で，スキン-テアの存在が患者家族から医療従事者による虐待と誤認されるなどの問題から広く認識されるようになった．

3. 発症予防には摩擦の少ない保湿薬の使用が重要である．

　スキン - テアは正式病名ではなく，当然国際疾病分類第10版（ICD10）に収載はない．つまり，保険病名となり得ない用語である．しかし，なぜ本用語が重要であるかといえば，欧米においてナースなど医療従事者がケアを行う際，たとえばベッド柵に患者の前腕が接触して生じた皮膚裂傷が患者家族から虐待と誤認され，大きな問題となることなどによる．このことから，スキン-テアの概念が提唱され，疫学や発症機序，予防法などの研究が急速に進んだ．

### スキン - テアとは

　スキン-テアとは，皮膚の裂傷であり，脆弱な皮膚を有する患者において，軽微な外力により生ずる創傷と捉えることができる．英語では「Skin Tear」と表記し，初心者には"皮膚の涙"と理解されるかもしれないが，tearには"涙"とともに"裂け目""割れ目"という意味がある．であるので，後輩の前でかっこつけて「スキン-ティア」などと発音すると，後に赤っ恥をかくこととなるのでやめておいたほうがよい．

　スキン-テアの定義は，『主として高齢者の四肢に発生する外傷性創傷であり，摩擦単独あるいは摩擦・ずれによって，表皮が真皮から分離（部分層創傷），または表皮および真皮が下層構造から分離（全層創傷）して生じる』とされている．

　スキン-テアは，高齢者の四肢に好発し，摩擦やズレ力などの物理的外力により生ずる創傷であり，表皮のみが傷害さ

れ生ずる比較的浅い創と，真皮に及ぶ深い創がみられる場合がある．時に，表皮と真皮が分離する結果，あたかも水疱蓋のごとく，真皮と分離した表皮が創面上に残存する場合もみられる．通常周囲には紫斑を伴うことが多い（図9-1）．

**図9-1 スキン-テアの臨床像**

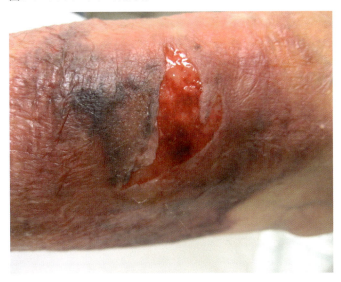

なお，スキン‐テアと"‐"を入れる表記はスキンケアと混同したいための工夫である．

日本創傷オストミー失禁管理学会学術教育委員会では，スキン‐テアの同定方法は，『摩擦・ずれによって，皮膚が裂けたり，剥がれたりする皮膚損傷をスキン‐テアとする．なお，外力が関係する天疱瘡，類天疱瘡，先天性表皮水疱症等の創傷については，疾患に由来するものかは判断し難いため，含めて調査する』としている．そのため，ナースにも天疱瘡，類天疱瘡，先天性表皮水疱症の理解が求められることとなり，皮膚科医としてはこれら疾患についての高度な知識も求められることとなり，ウカウカしていられない．

スキン‐テアの具体例としては，

- 四肢がベッド柵に擦れて皮膚が裂けた（ずれ）
- 絆創膏を剥がす時に皮膚が裂けた（摩擦）
- 体位変換時に身体を支持していたら皮膚が裂けた（ずれ）

などが挙げられる．なお，褥瘡や医療関連機器褥瘡，失禁関連皮膚障害はスキン‐テアには含めないことに注意する．

## スキン‐テアの発生機序

　スキン‐テアが生ずる原因には，加齢による皮膚変化が関与する．しかし，若年者においても，たとえば副腎皮質ステロイドによる加療を長期に受けていた場合,同様の病態となる．
　スキン‐テアが好発する高齢者の皮膚では，表皮の菲薄化と表皮突起の平坦化，真皮乳頭層の毛細血管係蹄の消失が観察される．この変化は高齢者においては軽微な外力により，容易に表皮剥離が起こる機序を示唆するものである．
　また，高齢者の表皮では，皮脂分泌の減少，セラミドや天然保湿因子の減少が起こり，バリア機能が低下する．一方，真皮の老化には，生理的老化(chronological ageing)と光老化(photoageing)の2つのメカニズムが存在し，スキン-テアの発症にはこの光老化を理解する必要が示唆されている．
　光老化の臨床表現型としてはFavre-Racouchot症候群（図9-2）や項部菱形皮膚が有名であり，これら皮疹を有する患者を診た際には，スキン-テアハイリスク患者と認識すべきであろう

## スキン‐テアのアセスメント

　スキン‐テアに関しては，日本創傷・オストミー・失禁管理学会が熱心に取り組んでおり，日本語版STARスキン‐テア

**豆知識**

　Favre-Racouchot症候群と項部菱形皮膚はいずれも紫外線による慢性皮膚障害の表現型である．つまり，これらを有する患者はこれまで長時間屋外活動などで紫外線暴露が多かったことが推察できる．
　Favre-Racouchot症候群は主に顔面にみられる深い皺と開大した黒色面皰が特徴であり，面皰をニキビなんぞと間違ってはならない．他方，項部菱形皮膚は文字通り項部にみられる深い皺が比較的大きな菱形皮疹を形成するものである．時に街中でも高齢者に見かけることがある．

図9-2　Favre-Racouchot症候群

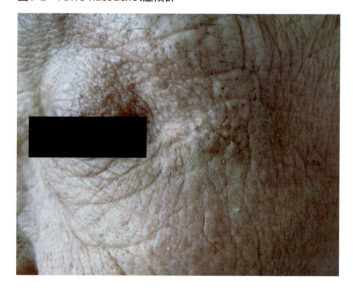

分類システムを発表している．スキン-テアのアセスメントに関しては，諸外国でも報告があるが，わかりやすいのは本邦版であろう．

STAR分類とは，スキン-テアをその程度によりカテゴリー1a，1b，2a，2b，3と5つに分類する概念である．カテゴリーの数字と文字には，以下の意味がある．

スキン-テアが生ずると，剥離した皮膚が創面に残存する場合とそうでない場合がある．仮に，残存した皮膚を皮弁と称すると，1は「皮弁で創面が覆える」，2は「皮弁で創面が覆えない」，3は「皮弁がない」との評価となる．他方皮弁はその血流の状態から色調が変化し，aは「皮膚と皮弁の色調は周囲と比べ差がない」，bは「皮膚と皮弁の色調は周囲と比べ差がある」を意味する．

他方，スキン-テアのリスクに関しては，前述した理由から，日光暴露歴を聴取するほか，紫外線により惹起された皮膚変化（深い皺など）の有無を注意深い観察が重要であろう．

## スキン-テアのケア

スキン-テアを発見した場合には，適切な止血処置とともに創面の洗浄を行い，遊離している皮膚を創面において解剖学的に正常な位置に戻すことを試みる．そのうえで，皮膚保護機能を有するドレッシング材を使用する．具体的には，シリコーンメッシュドレッシング，多孔性シリコーンゲルシート，ポリウレタンフォーム/ソフトシリコーンなどの非固着性の製品が第一選択となる．

外用薬を用いる際には，上皮化を促すため創傷保湿効果を期待して，油脂性軟膏である白色ワセリンやジメチルイソプロピルアズレンを用いる．なお，保湿薬の使用によりスキン-テア発生リスクが軽減されることが知られており，積極的に使用する．この場合，低刺激性で塗布する際摩擦の少ない油性ローション剤やフォーム剤などを用いるとよい．

高齢者に対する医療行為において，時に皮膚裂傷は避けて通れない場合もあるかと思われる．しかし，ナースはこの"スキン-テア"の概念を十分に理解することにより，そのリスクを最小限に留めたいものである．

### 豆知識

保湿薬として使用頻度が高いヘパリン類似物質であるが，ローション剤はヒルドイドとジェネリック医薬品では配合剤としてのヘパリン類似物質は同じであるものの基剤が異なる．ローションは単に基剤を液体にしたものではなく，溶液性と乳液性などが存在する．

ヒルドイドローションは乳液性であり，水の中に油が混ざっており，保湿効果に優れる．伸びがよく，水で落としやすくスキン-テア予防に適している．

また，ヒルドイドフォームはスプレー剤であり，有効成分を泡沫状にして皮膚に噴霧する製剤である．本剤は，容器に充填した圧縮ガスと共に有効成分を噴霧するスプレー剤であり，広範囲な皮疹でも使用しやすい．

なお，ヒルドイドフォームは水性であるため，皮膚表面に噴霧後，容易に塗り広げられる．スキン-テア予防に有用である．

## スキル

## スキン-テアに含まれる皮膚疾患

### 尋常性天疱瘡

　一見正常な皮膚および粘膜に表皮内水疱と広範なびらんを生じる．診断は皮膚生検と直接蛍光抗体法，間接蛍光抗体法，酵素結合免疫吸着測定法（ELISA）による．尋常性天疱瘡では，カルシウム依存性のカドヘリンであるデスモグレイン3に対するIgG自己抗体が出現する．

　また，腫瘍随伴性天疱瘡では，デスモグレイン抗原に対する自己抗体以外にも，エンドプラキンなどの多数の自己抗体も発現する．これらの膜貫通型糖蛋白は，表皮細胞の細胞間接着に影響を及ぼす．すなわち自己抗体の結合によるデスモグレインの直接阻害や細胞間接着不良により水疱が生じる．水疱は弛緩性水疱と表現され，比較的水疱蓋の張りが緩いのが特徴である．

　健常部位に軽く圧迫または擦過刺激を加えると水疱が生ずるニコルスキー現象がみられ，診断の助けとなる．

### 水疱性類天疱瘡

　高齢者の四肢を中心にかゆみを伴う水疱が出現する．尋常性天疱瘡と異なり，粘膜に皮疹が生ずることはまれである．診断は皮膚生検と直接蛍光抗体法，間接蛍光抗体法，酵素結合免疫吸着測定法（ELISA）による．

　本症では，IgG抗体が特定のヘミデスモソーム抗原（BP230，BP180）に結合し，結果として補体が活性化され，表皮下に水疱が生ずる．なお，ストーマ部位や外陰部に限局して水疱が発生する場合もある．全身症状として，白血球増多と好酸球増多がみられることがある．水疱は緊満性水疱と表現され，比較的水疱蓋が張ることが特徴である．ニコルスキー現象は陰性である．

### 表皮水疱症

　4種類の遺伝性皮膚疾患であり，その亜型で構成される疾患群である．表皮が脆弱化し，皮膚および粘膜に水疱が容易に生ずる．通常は出生時または乳児期から見られることが多く，症状は軽症のものから生命を脅かすものまでさまざまである．診断は，皮膚生検と蛍光抗体法

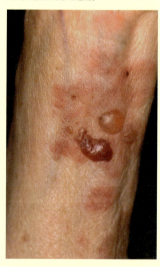

◆水疱性類天疱瘡

または透過型電子顕微鏡検査さらに遺伝子解析による．治療は，対症療法が主体となる．

　本症は，表皮細胞接着分子の遺伝的異常により皮膚や粘膜が脆弱化することで，自然発生的に水疱が生ずる．本症は，表皮基底膜部（表皮真皮接合部）における病変の相違により，大きく分けて以下の4病型が存在する．

- 単純型表皮水疱症：表皮
- 接合部型表皮水疱症：基底膜部の透明帯
- 栄養障害型表皮水疱症：線維細網層
- キンドラー症候群：表皮内または表皮下と不定

　単純型表皮水疱症では，軽症場合，手掌および足底にのみ局所の水疱形成を引き起こす．しかし，重症の場合には，体幹，上肢および頸部に水疱が形成されるほか，口腔粘膜が侵されることもある．

　水疱は表皮上層に存在するため，通常は瘢痕を伴うことなく治癒する．時間の経過とともに，手掌および足底に過角化が生じ，限局性の胼胝や，重症例ではびまん性の肥厚として現れる．

　接合部型表皮水疱症は，軽症の場合四肢の間擦部に皮疹が生じ，乳児期を過ぎると軽快していくことが多い．エナメル質形成不全，爪の形成異常や脱毛症も生じる．病変部は瘢痕を伴わずに治癒する．重症の場合，皮膚は広範囲に侵され，結膜，消化管，気道なども侵されることがある．

　栄養障害型表皮水疱症は，軽症および中等症の場合，主に肘，手，膝および足に皮疹が生じる．しばしば爪の形成異常を伴う．重症例では，出生時より皮膚および粘膜にびまん性に水疱を形成する．粘膜も侵されることがある．病変は，瘢痕と稗粒腫を伴って治癒する

　キンドラー症候群では，水疱が手足背側にみられる．水疱の出没を繰返すことで，多形皮膚萎縮（poikiloderma）（皮膚萎縮，色素変化および毛細血管拡張が同時にみられる）が出現する．また，皮膚および粘膜の瘢痕形成により，食道や泌尿生殖器の狭窄，眼瞼外反，偽合指症がみられる．

---

## 📖 ムダ知識!!

　スキン-テアの研究に最前線で取り組むオーストラリアのシルバーチェーン＆カーティン大学のプライマリーヘルスケア＆地域看護教授ケリリン・カーピル先生が来日された際の話である．

　日本創傷オストミー失禁学会に招聘され，素晴らしい講演をされたらしい．らしいというは，当然講演は英語であり，筆者にとってはちんぷんかんぷんであったためであるが，スライドを拝見するだけでも勉強になった．学会では情報交換会なんぞがある．その学会の情報交換会は立食形式であったが，偉い方々のみ前列のテーブルで食事を楽しむ形式であった．

　ナース主体の学会であり，当然無名医師の筆者は，立食に紛れ込んでタダ酒を飲みまくろうと密かに画策していたが，あろうことか学会の大会長のご配慮で，なんとケリリン・カーピル先生のお隣に鎮座することとなった．英語なんぞこれっぽっちも喋れぬため，情報交換会開始早々，地震雷火事親父でも現れぬか…と神に祈ったがその気配もない．しかし，隣に通訳が付くとのことで一安心である．

　情報交換会が始まると，なんと驚くべきことにこの通訳はどうもヤキソバが大好きらしく，席をたってヤキソバコーナーに入りびたりであった．ケリリン・カーピル先生と二人ぼっちとなった筆者は，懸命に"ゲイシャガール""ハラキリ""ギブミーチョコレート"なんぞと出鱈目な会話を並べ立ったが，終始笑顔を絶やさなかったケリリン・カーピル先生はやはり大人物である．

## ココが知りたい！No.4

### 項目No.1 褥瘡診療はなぜ難しいのか？

**鉄則！** 褥瘡は兵糧攻めの皮膚障害

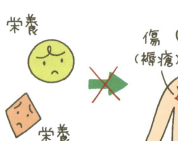
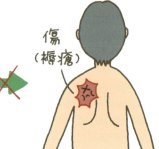

### 3 bare essentials

1. 褥瘡はとにかく皮膚局所で栄養と酸素が欠乏することで生ずる．

2. 地球上で生活する限り，避けられない疾患である．

3. アナタにだって，褥瘡はすぐにできる．

### 褥瘡は，どうして起こる？

　褥瘡発症を理解するうえで近道となるのは，夜，自分が寝ている様子を想像することである．

　地球上で生活するわれわれは，常に重力によって地面に接している．ニュートンが木から落ちるリンゴをみて重力を発見したとの逸話があるが，実はこれは真っ赤なウソであるらしく，さらにMr.マリックがスプーンを空中に浮遊させることで人々が驚くのは，すべて地球上に存在する万物は重力により地表に落ちるという事実を知るがゆえんである．

　実は筆者は高所恐怖症であり，観覧車など誰が金を払って乗るものか！　と思っているが，そもそもこれは観覧車がなんらかの事故により地上に激突するさまを空想するためであり，やはり重力の産物である．だったら，なぜ飛行機に乗るのか？　と聞かれるが，そもそも筆者は飛行機に乗るたびに死を覚悟しており，「ただいま気流の悪いところを通過中ですが，安全運行にはなんら問題ございません」などという気休めなどまったく信じてはいない．今のところ毎回生還しているが，僥倖が続いているだけであり，読者も飛行機に乗られる際はそのように理解されたい．

　それ以上に，国際線など長時間飛行機に乗る際には，どのような乗客にも褥瘡発生のリスクを有するのである．その重力は，今まさに本書を読んでいる最中のアナタにも，複雑な力学的ベクトルで作用している．

図1-1　同じ姿勢は5分ととれない!?

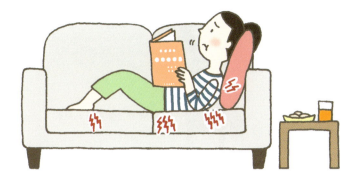

同じ姿勢でいると，なんとなく腰が痛くなったりして5分ともちませんね！

図1-2　人は無意識に姿勢を変える！

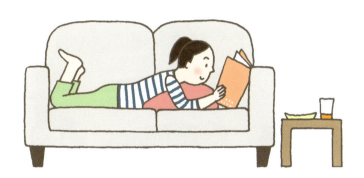

私たちは無意識に皮膚に圧力が一点集中しないよう，姿勢を変化させているのです．

　たとえば，夜勤明けでソファーに寝そべって，ポテトチップを頬張りながら本書を読んでいると，どんなに座り心地のよい高級ソファーであったとしても，なんとなく腰が痛くなったり，踵が痺れたり，手が痛くなったりして，5分としないうちに姿勢を変化させているに違いない（**図1-1**）．

　それでも褥瘡ができないのは，誰もが心地よいソファーで寝そべっていたとしても，無意識に絶えず姿勢を変化させ，皮膚に加わる力を一点に集中させないようにしているからである（**図1-2**）．

　そもそも勉強するとき，われわれはいかなる姿勢で臨んでいたであろうか？　どんな大金持ちのハナタレ小僧が通う小学校でも，教室ではソファーで授業を受けるなどあり得ないであろう．学校は木製の椅子であり，座面と背もたれがほぼ直角である．

　担任の老教師が「姿勢を正して！」とたびたび激を飛ばしたと思われるが，「アンタの猫背はいいのか？」との突っ込みを入れるまでもなく，これは勉強に対する姿勢とともに，直角

直角に座る姿勢は，皮膚にかかる圧分散にとても効果的なのです！

可能な限り，患者さんを日常生活に近づけることで褥瘡ケアになります！

## ⭐ ワンポイント！

### 褥瘡ケアの醍醐味

　最大の褥瘡予防は「たゆまぬ体位変換」であることが理解できるであろう．われわれは寝ている間でも，絶えず寝返りを打ち，圧が1点に集中しないようにしており，24時間こまめに体位変換ができれば，かなりの部分で褥瘡発症は予防できよう．
　となると，看護師や介護士，患者家族の負担が大きくなってしまうように思えるが，本来このような仕事は機械に任せるべきであるというのが最近の考えである．最近は優れたマットレスが次々と開発されている．
　褥瘡診療の面白いところは，目の前の患者が持つ問題点を浮き彫りにし，いかにすべての職種に負担をかけず医療サービスができるかを考えていくと，興味がどんどん広がっていくことであろう．
　褥瘡初心者であっても，この事実から，ポジショニングやマットレス選択に対し開眼する方も多いはずである．

図1-3　圧分散に適した姿勢

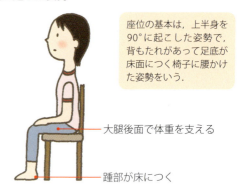

図1-4　褥瘡のある患者の理想的なケア

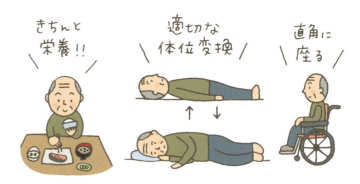

に座ることこそが，皮膚にかかる圧分散に非常に合目的であるからである（図1-3）．

　ほとんどの読者は，日々の激務に疲弊していたとしても健康体を維持しているであろう．多少の好き嫌いはあったとしても，栄養状態は悪くないに違いない．とくに女性は，まったく太っていなくとも，ダイエットなどを試みる傾向にあるが，そもそも解剖学的に女性は皮下脂肪が男性より厚いわけで，気にし過ぎるきらいがある．そのような健康体である読者には褥瘡はない………．

　翻って，褥瘡を持つ患者はどうであろうか？　ベッドに寝たきりで，栄養状態が悪く，自分では寝返りもうてないのではないか？　起き上がったときにも直角の坐位を保てていないのではないだろうか？

　このような患者に対し，褥瘡ケアはどうすればよいのであろう？

　答えは1つ，可能な限りアナタと同じような日常を整えてあげればよいのである．きちんと栄養を摂取させ，他力では

あるが適切に寝返りをうたせ，昼間は直角に座らせておく………（**図 1-4**）．まず，褥瘡診療は"たくましい想像力"から始まる！　のである．

## 1. 褥瘡の定義

そもそも褥瘡とは，「骨突出部に強い圧力を短時間，あるいは弱い圧力を長時間加えることにより，皮膚および皮膚組織，骨隆起を覆う筋肉などの虚血性障害とそれに続く壊死」と定義することができる．

骨突出部に圧が加わると，当然血管が破綻し，虚血が起こり，酸素と栄養が局所皮膚に届かなくなる．このため皮膚は死んでしまい，褥瘡に至るわけである．

なんら難しく考えることはない．褥瘡の好発部位は骨突出部であることが容易に理解できる．

## 2. 褥瘡の原因

あまねくこの世に存在する外部の硬い物体と，骨との間に挟まれた皮膚が動かせなくなる状態で，褥瘡は発症する．
　①麻痺性褥瘡：脳血管障害，脳神経障害，脊髄障害などによる体動困難
　②非麻痺性褥瘡：低栄養，ギプスによる長期固定，長期臥床による栄養障害

## 3. 体圧と応力

これまで，「皮膚にかかる圧」という言葉を使ってきたが，ここで「体圧」と「応力」という言葉について学んでおこう．臨床現場では「体圧分散寝具」などといった用語でおなじみであるが，きちんと定義を理解して使用したい．

「体圧」とは，患者の体重などにより，体表接触面において生ずる垂直方向の力のうち，重力により生ずるものを指す用語である（**図 1-5**）．当然，人間が地球上に生活するうえにおいて，臥位をとった場合は避けられない力であるといえる．

一方，われわれ人間の身体は立方体ではなく，たとえばCT画像では楕円形に似る形態をとる．この場合，体圧が加わることで，さまざまな方向への力が働くこととなる．いっ

### ムダ知識!!

本書では，日本褥瘡学会に従い「褥瘡」と表記しているが，一部「褥創」と表記する記載もみられる．それぞれの漢字を大辞泉で調べてみると

　褥（しとね）：座るときや寝るときに下に敷く物．しきもの．ふとん．

　瘡（かさ）：①皮膚のできもの，はれもの．また，傷の治りぎわにできるかさぶた．②梅毒の俗称

　創（つくる）：①刃物による傷．②初めて作り出す．はじめる．

となっている．床ずれを梅毒などと思う変人は皆無であり，刃物でできた創傷でない以上，「褥瘡」のほうが日本語としても適当であることが理解できる．なお，今後はわかりやすさを重視して「じょくそう（褥瘡）」と記載されることが多くなると思われる．

図1-5 体圧って？

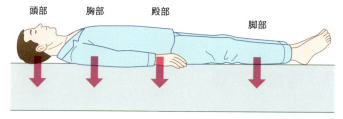

患者の体重などにより，体表接触面において生じる垂直方向の力のうち，重力によるものを指す．

図1-6 応力って？

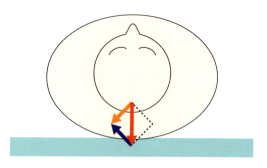

人間の体は楕円形であることで，垂直方向の力がかかってもさまざまな方向へ力が働く．

図1-7 圧縮応力・引っ張り応力・せん断応力

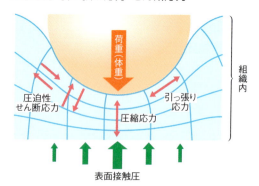

圧縮応力・引っ張り応力・せん断応力をいかに防御するかで，褥瘡は予防できる．
高橋誠著：生体工学から見た減圧，除圧―褥瘡予防マットレスの体圧分散―．
STOMA：Wound & Continence, 9(1)：1, 1999.を元に作成

てみればこれが「応力」である．
　応力の詳細は，筆者を含め専門家でなければ，中学校で学んだ物理を考えると理解しやすい．高校の物理となると難解であり，「物体Aが斜面に垂れ下がっている…(中略)…ただし，滑車と糸の重さはなく，斜面の摩擦もないものとする」

などというおおよそ非現実的な世界なため中学校の物理としたい．

垂直方向の力がかかっても，身体が楕円形であれば，その接線方向に力が生ずることが平行四辺形で作図することにより理解できる(**図1-6**)．応力はその性質により，垂直方向にかかる「圧縮応力」と接触面にかかる「引っ張り応力」，さらに体圧に拮抗し，皮膚が元に戻ろうとする「せん断応力」の3つが存在する(**図1-7**)．

すなわち，この3つをいかに防御するかにより褥瘡は予防できることとなる．

## 4. 皮膚の解剖(図1-8)

では，なぜ「体圧」ではなく，「応力」が褥瘡発生に重要なのか？　ここには皮膚の解剖に大きな秘密が隠されている．ここでは，皮膚の解剖を見てみよう．

表皮はたとえると，ブロック塀を想像するとよい．ブロック塀は頑丈なコンクリート製のブロック同士がセメントでしっかり固められて外敵から家を守っている．表皮のブロックにあたるものは角化細胞とよばれる．角化細胞は，下から順に基底層，有棘層，顆粒層，角層と4種に分けられる(**図1-9**)．

真皮は乳頭層，乳頭下層，網状層に分けられる．乳頭層は表皮との間に食い込んでいる部分（表皮が延長している部分を表皮突起とよぶ）で，毛細血管や知覚神経終末が存在する．

図1-8　*皮膚の解剖*

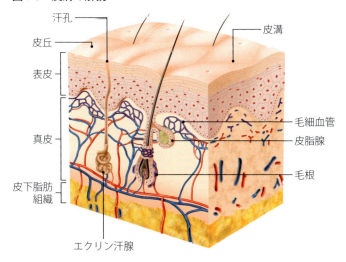

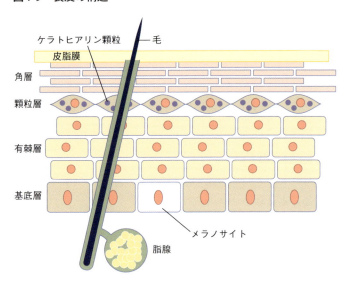

図1-9 表皮の構造

その直下を乳頭下層とよび，ここまでは比較的線維成分が少ない．その下から皮下脂肪組織までを網状層とよぶ．真皮の大部分を占めており，線維成分が多い．

### ①細胞成分

真皮の細胞成分として重要なものに，線維芽細胞，組織球（マクロファージ），肥満細胞，形質細胞がある（図1-10）．

線維芽細胞は真皮の構成要素であるコラーゲン，弾性線維やムコ多糖を産生する細長い紡錘形の細胞であり，真皮の工場と捉えたい．「シワ予防にはビタミンC！」という宣伝は間違いではなく，実験レベルで線維芽細胞にビタミンCを作用させると，コラーゲン産生が増強することが知られている．しかし，むろんシワ予防をうたう各種補助食品には，眉唾なシロモノも多々あることから注意したい．

組織球は，真皮の免疫担当細胞である．さらに蛋白分解酵素も産生し，真皮の組織修復にも関与する．

肥満細胞は，太っているの「肥満」とはまったく関係がない．ヒスタミンやヘパリンなどの化学伝達物質を多量に含んでおり，主にⅠ型アレルギー反応に関与する細胞である．

近年では，それ以外に真皮の組織修復などにも関与することが明らかとなってきた（何を隠そう，筆者の論文である！筆者のすべてがいい加減な仕事と思っている読者は大マチガイである！）．

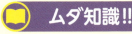

### ムダ知識!!

**真皮を理解するには……**

真皮を理解するにはスポンジを思い浮かべるとよい．スポンジそのものが線維成分と基質である．その中では，基質の働きにより多量の水分が貯蓄されている．

なお，入浴時スポンジやナイロンタオルで皮膚を過度にこすりすぎると色素沈着の原因となる（摩擦皮膚炎とよぶ）．清潔好きの若い女性は注意されたい．

### 図1-10 真皮の構造と構成する成分

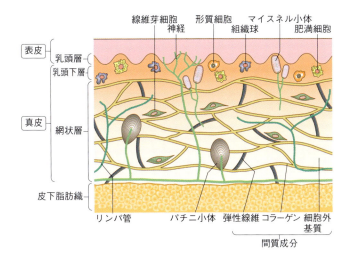

形質細胞はBリンパ球が抗原刺激を受けて分化したものであり、抗体を産生し免疫に関与する．

### ②線維成分と基質

真皮の大部分を占めるのがコラーゲンであり，その他に弾性線維，細胞外基質がある．

コラーゲンは煮るとゼラチンを生ずることから膠原線維ともよばれる．きわめて強靱な線維であり線維走行に沿う力に強い．乳頭層では垂直方向に，乳頭下層と網状層では水平および垂直方向に走行する．HE染色ではピンク色に染まる（図1-11）．

コラーゲンは20種類が存在するが，真皮に存在するコラーゲンの約8割はⅠ型コラーゲンである．次いでⅢ型コラーゲン（細網線維ともよばれる），Ⅴ型コラーゲンが多い．

弾性線維はエラスチンとよばれる蛋白からなり，皮膚の弾力性を規定する．

細胞外基質とは，真皮において細胞や線維の間を満たす糖蛋白やプロテオグリカンからなるゲル状の成分である．糖蛋白は水分保持や線維成分と結合することで，その安定化を図る．

プロテオグリカンは，蛋白とムコ多糖が多数結合した巨大な分子であり，ヒアルロン酸やデルマタン硫酸などが存在する．前者は水分保持に，後者は線維成分安定化に寄与する．スポンジのイメージがおわかりいただけるであろうか？

### スキルアップ！

#### 高齢者の真皮の変化

高齢者において，真皮の変化は創傷治癒に大きく影響する．真皮の老化には，生理的老化（chronological ageing）と光老化（photoageing）の2つのメカニズムが存在する．

生理的老化では，真皮は全体として萎縮し，コラーゲンおよび細胞外基質のプロテオグリカンも減少する．また，弾性線維も減少もしくは変性する．

一方，光老化ではコラーゲンの変性，血管壁の肥厚，プロテオグリカンの増加や弾性線維の増加や不規則な斑状沈着，軽度の血管周囲性の炎症細胞浸潤がみられる．また，ヒアルロン酸などの細胞外基質も減少する．細胞レベルにおいても，線維芽細胞を培養した場合，老人由来では増殖能が低下する．

また免疫機能の変化も起こる．T細胞ではCD4＋T細胞およびCD8＋T細胞が加齢によりともに減少するが，CD8＋T細胞の減少が優位である．ヘルパーT細胞は，細胞性免疫に関与するTh1細胞と液性免疫に関与するTh2細胞に分けられ，加齢によりTh2細胞優位となる．老人ではツベルクリン反応が陰性化する傾向があるのはこのためである．

B細胞はT細胞に比較して加齢による変化は少ないが，T細胞の変化が協調不全によりB細胞の変化をもたらすため，単クローン性免疫グロブリンの産生が増加する．

このように，細胞レベルにおいて線維芽細胞の老化や免疫機能の変化により創傷治癒も遷延する．

図1-11 真皮の組織学的所見

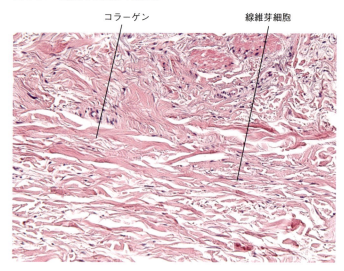

コラーゲンは真皮の大部分を占めている.

### ③脈管系

血管は，真皮浅層と深層の2カ所で表皮に平行した網工を形成する．動脈はまず，真皮深層で網工を形成した後，さらに垂直方向に上行して乳頭下層で網工を形成する．

さらに小動脈が乳頭層中を上行し係蹄を構成した後，小静脈に移行して下行し乳頭下層の網工に至る．

静脈は，さらに垂直に下行して真皮深層で網工を形成する．

真皮内で血管が垂直に走る解剖学的特徴は，そのレベルで応力が発生した際に容易に表皮と真皮上層が虚血に至ってしまうことから，皮膚潰瘍発症機序において極めて重要である．これで，褥瘡発症になぜ「応力」が重要なのかが理解できるであろう！

これ以外の毛包脂腺と汗腺を合わせて付属器とよぶ．

### 1) 毛器官

毛とそれを取り囲む毛包から構成される．

#### a) 毛包（図1-12）

毛包は表面から順に，漏斗部，峡部，下部毛包に分けられる．峡部には毛隆起があり，立毛筋が付着する．この部位には表皮の幹細胞が存在しており，創傷治癒に重要な役割を有する．

すなわち，創傷において，その深さによりこの部分が残存するか否かにより，創傷部は正常に復するか瘢痕治癒するか

## メモ

### 創傷と毛包

創部に毛包が残存しているか否かは，その治癒過程に大きな影響をもたらす．

前述したとおり，毛隆起付近にはどんな細胞にも分化する（つまり化けてくれる）ことが可能な幹細胞が存在するとされている．このため，毛隆起が残存した褥瘡であれば，その時点から治癒に導くことができれば，治癒した後も毛包や脂腺が存在する完璧な皮膚ができあがる．

他方，毛包がなければ，褥瘡は真皮成分を主体とする肉芽形成が行われたのち，周囲から角化細胞が遊走して創閉鎖が起こる．

そのため，同部には毛包脂腺系が存在しないこととなり（これを瘢痕治癒とよぶ），脂腺由来の脂が皮膚表面に十分に供給できなくなることから皮膚のバリア機能が十分でない皮膚として治癒する．

つまり，このようにして治癒した皮膚は，その後も愛護的なスキンケアが必要になるのである！

図1-12 毛包の構造

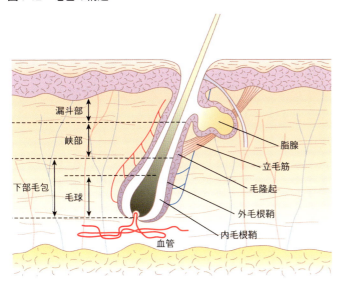

毛包は表面から順に，漏斗部，峡部，下部毛包に分けられる．

が決まる(p.36 メモ「創傷と毛包」参照)．

## 2) 脂腺

脂腺は皮脂を作る腺であり，毛漏斗部に開口する．皮脂は中性脂肪，スクアレン，コレステロールなどからなり，毛包から表面に出る．

一部の脂腺は毛漏斗部ではなく，直接表皮に開口し，独立脂腺とよばれる．

## 3) エクリン汗腺

エクリン汗腺は，いわゆる汗を作る腺であり，全身にくまなく分布している．

汗は1日に700〜900mLも作られているとされる．

## 4) アポクリン汗腺

いわゆる動物でいうフェロモンを作る腺である．腋窩，乳輪，外陰部など限られた部位に存在する．

腋臭は時に周囲の人間を不幸に陥れるため，ぜひ皮膚科受診をおすすめしたい．

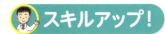

### 粘膜の解剖

口腔粘膜には，咀嚼粘膜，被覆粘膜のほかに，舌背などの特殊粘膜が存在する．ただし，病理組織学的には共通する点が多い．

概括すると，口腔粘膜は表面から，粘膜上皮，粘膜固有層，粘膜下層からなる．粘膜上皮は最表層から順に，表在層，有棘層(中間層)，基底層が存在する(図1-13)．

図1-13 口腔粘膜の構造

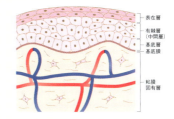

## 項目No.5 褥瘡をどう診断する？

**ココが知りたい！No.5**

**鉄則！** 発赤をみたらガラスで押してみる

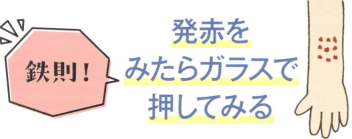
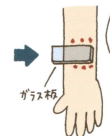

赤みが消えれば紅斑です！

### 3 bare essentials

1. まず皮疹が褥瘡好発部位に存在するかを考える．

2. 皮膚症状を正しくアセスメントし，褥瘡に間違いないか？ 褥瘡であればどの程度なのかをアセスメントする．

3. その際，必ず鑑別診断を思い浮かべ，絶えず褥瘡に間違いないのかを自問自答する．さらに必ず定期的に臨床写真を撮り，記録することで，自らのアセスメントと照らし合わせ軌道修正する．

### 皮膚を"読める"ようになろう！

　褥瘡好発部位および好発患者を理解すれば，一見褥瘡の診断は容易のように思える．しかし，そこが初心者のピットフォールであり，まず正しく褥瘡の診断をつけることが第1である．たとえば，仙骨部には時に皮膚表在性真菌症が発症する．下腿には静脈性下腿潰瘍が発症する．文字で書けば診断を間違えるわけがない！　と思いがちであるが，実際の臨床現場ではしばしば誤診されている患者が存在する．

　褥瘡であるか否かを考えるうえにおいて，皮膚症状の正しい把握は基本中の基本である．褥瘡診断の難しいところは，発症初期には明らかな潰瘍が見られないところであろう．一見，表面が正常であっても，真皮の奥深くに壊死が生ずるdeep tissue injury（DTI）などが生ずる場合もあり，一筋縄ではいかない．

　しかし，逆に皮膚に現れた変化を読み取ることによって，現在おかれた褥瘡の状態を読み取り，先取りのケアを施すことが可能となる．

　看護師には，なかなか馴染みのない分野かもしれないが，皮膚を読めるようになることこそ，最も差別化を図れるスキルとなるといっても過言ではないだろう．

　皮膚科領域においては，皮膚に現れる色調変化を発疹学として定義している．これは単に色調変化を表したものではなく，組織学的変化を踏まえたものであり，その発症機序を類

推することが可能となる．

　本書は，褥瘡初心者に特化しているため，今回はたった10項目を解説するにとどめる．まずは，この10のキーワードを記憶し，使いこなせるように努めたい．

　発疹は①原発疹（げんぱつしん）と②続発疹（ぞくはつしん）に分けられる．それぞれ褥瘡診療にはコレ！　というものをそれぞれ5つずつ挙げる．

## ①原発疹

原発疹とは，最初に現れる発疹である．

### 紅斑（こうはん）

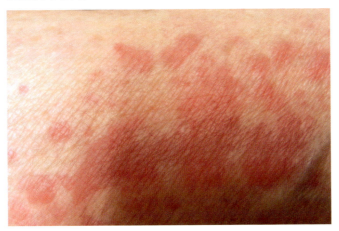

　真皮乳頭層の血管拡張や充血により起こる紅色の斑である．ガラス板で押すと紅斑は消える．

### 紫斑（しはん）

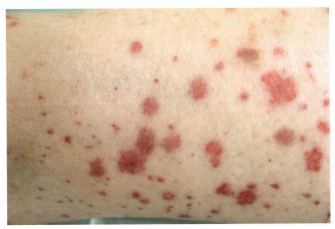

　皮内出血による紫色の斑．硝子板で押しても紫斑は消えない．

> **スキルアップ！**
>
> **紅斑はガラス板で押すと消える！〜硝子圧法**
>
>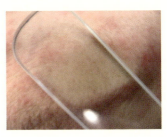
>
> 　この方法を，硝子圧法といい，スライドガラスで押し当てても確認することができる．
>
> 　硝子圧法で発赤が消えれば紅斑，消えなければ紫斑である．

褥瘡をどう診断する？　❺　39

### ムダ知識!!

**尋常性白斑**

　白斑の代表格といえば，尋常性白斑である．「しろなまず」と称されることもある．

　白斑は，メラニンに対する自己抗体ができるために，皮膚が白く抜けてしまう厄介な皮膚疾患である．

　紫外線治療が有効であるが，患者の悩みは正常部と白斑部でのコントラストができてしまうことである．亡くなられた女優の森光子さんは，高齢になられても美白であったが，ご本人がカミングアウトされている通り全身の尋常性白斑であったそうである．

　すべて色が抜けてしまえば，逆に患者の悩みは軽減するのであろう．

### 白斑（はくはん）

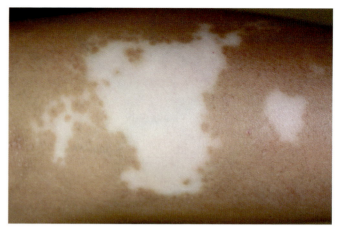

色素脱失や局所の貧血により生じた白色の斑．

### 色素斑（しきそはん）

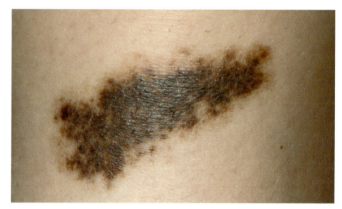

メラニンやヘモジデリンなどによる黒褐色の斑．ガラス板で押しても色素斑は消えない．

### 水疱（すいほう）

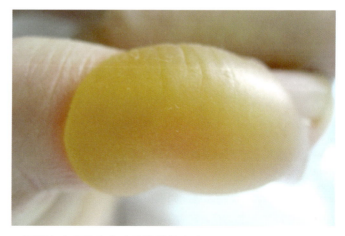

透明な内容物を有する隆起性皮疹．

## ②続発疹

原発疹や他の続発疹に次いで出てくる発疹である.

### 鱗屑(りんせつ)

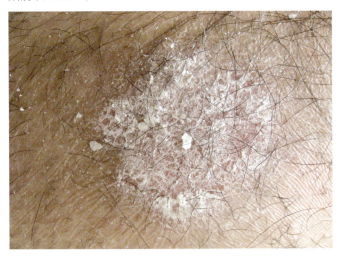

角層が蓄積した結果,白色のいわゆる"フケ"様物質が付着した状態.皮膚が乾燥した場合にもみられる.

### 表皮剥離(ひょうひはくり)

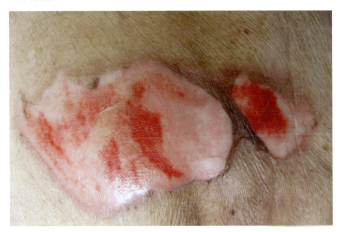

表皮の一部が欠損した状態.

### びらん

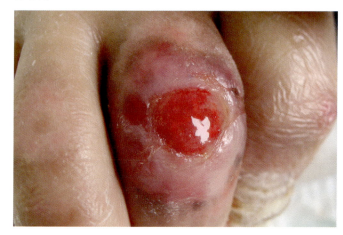

表皮のほぼ全層が欠損したもの．

### 潰瘍（かいよう）

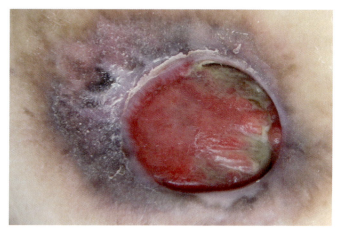

真皮またはそれより深層に及ぶ欠損．

### 瘢痕（はんこん）

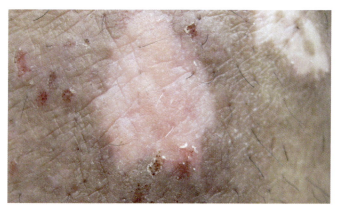

1度欠損した皮膚が，結合組織を主とする肉芽組織の増生により修復されたもの．

褥瘡を診断するためには，これらの用語を駆使して皮膚をアセスメントする．従来の成書では，褥瘡の深達度でどのような皮疹が出現するか？　という観点で書かれているものが多いが，本書では，逆にどのような皮疹が出てきた場合，どう解釈するかについて記載したい．臨床現場では当然，皮膚症状から褥瘡を解釈するためである．

## スキル

### 「発赤」と「紅斑」

　看護領域では，「発赤」という用語が多用されている．もちろん間違いではなく，使用してもまったく問題ない．しかし，用語は英訳すると"redness"となり，文字どおり皮膚表面が赤色の状態を指す．

　そこで，一歩進めて「紅斑」「紫斑」などのテクニカルタームを用いると，皮膚のアセスメントがより病態を表すようになる．

　「紅斑」はあくまで上述した定義であるため，皮膚科医はあえてその前に色をつけて，たとえば「鮮紅色の紅斑」や「紫紅色の紫斑」などと表現する．

　褥瘡ケアで用いられる米国褥瘡諮問委員会（National Pressure Ulcer Advisory Panel：NPUAP）の深さによる分類では，ステージⅠが以前「紅斑（圧迫しても蒼白にならない）」と和訳されていたが，筆者は踊り出さんばかりに驚いた．

　なお，これ以外にも皮疹を表現する用語は多数あり，習得すればあなたのアセスメント能力は格段にアップする．より学びたい方は，拙著『皮膚の見方　ナビカード』（Gakken）をぜひ参考にしていただきたい．

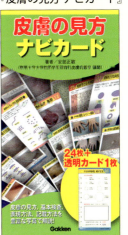

\大好評！発売中!!/
『皮膚の見方 ナビカード』

著者：安部正敏
発行：Gakken
版型：カード25枚
定価：1,540円（本体：1,400円）

## ワンポイント！

### 紅斑のみ

皮膚の色の解釈で，紅斑のみを話題に出すと，決まって「消退しない発赤」が褥瘡であるので，「紅斑のみは褥瘡じゃないのでは？」とのご質問をいただく．

鋭い質問である！　確かにNPUAP分類（2007改訂版）のステージⅠは，「通常骨突出部位に限局する消退しない発赤を伴う，損傷のない皮膚．暗色部位の明白な消退は起こらず，その色は周囲の皮膚と異なることがある」，EPUAP分類（1998）のグレードⅠは，「損傷のない消退しない皮膚の発赤．とくにより暗い皮膚を持つ人においては，皮膚の色の変化，暖かさ，浮腫，硬結あるいは硬さは指標として使えるかもしれない」であり，混同するかもしれない．

しかし，軽度の表皮損傷であれば十分紅斑の出現はありうることであり，事実，臨床現場では，その後すぐ紫斑が出てくることが多い．

あえて，紅斑のみを記載したのは，第一線で褥瘡と戦うゲートキーパーたる看護師の皆さんに，早期にアセスメントをしていただきたいという一念からである．

もちろん，重要なことは，紅斑だけの場合には，他に鑑別すべき疾患が多数存在するということである．皮膚科の看護の奥の深さが理解できよう！

## 皮膚の色からの解釈と対応

### ①紅斑のみ

【解釈】くどいようであるが，紅斑は押して消える発赤である．この場合には，皮膚表面に炎症が存在するが，血管の破綻がないと判断する．血管は真皮にのみ存在するため，病変は表皮のみもしくは，あっても真皮上層に軽度に存在するのみである．

【対応】まず湿疹など，他疾患との鑑別を行う．そして極めて初期の褥瘡であれば，手厚いケアにより，十分回復可能であるため，ポジショニングとくにズレ力に注意し，体位変換を行うとよい．

### ②紅斑と紫斑の混在

【解釈】くどいようであるが，押して消える発赤（紅斑）と，押して消えない発赤（紫斑）の混在である．この場合，炎症の存在とともに，血管の破綻があると判断する．血管は真皮に存在するため，真皮において，応力により血管が破綻しており，そのため十分な栄養と酸素が行きわたらなくなり褥瘡になっていると解釈する．

【対応】色を確認した次は，表面を触れてみよう．柔らかく触れれば，それは比較的表面の変化である．紅斑のみと同様，ポジショニングとくにズレ力に注意し体位変換を行うとよい．

しかし，硬ければ比較的深い部位の変化と解釈する．潰瘍にはなっていないのでdeep tissue injury（DTI）を疑う大きな根拠となる．

ただし，この時点で潰瘍化していない場合には，DTIに十分気を配りながら経過観察をすればよく，いきなり医師に頼んでデブリードマンなどを行う必要はない．体位変換を十分行いながら，皮膚が潰瘍化しないかどうか，注意深い観察を続ける．

### ③紅斑とびらん・表皮剥離のみ

【解釈】びらん・表皮剥離とも真皮への病変はみられない．この場合には，皮膚表面に炎症が存在するが，血管の破綻がないと判断する．

【対応】表皮形成能を有する外用薬もしくはドレッシング材を使用し，引き続き体位変換に努める．

> **スキル**
>
> ## Deep tissue injury（DTI）とは？
>
> 　図5-1は，一見軽度の褥瘡に見えても，深部で広範囲な損傷が生じているため，実は高度な病変である状態である．皮膚症状からは，わかりにくいことが多く，必ず触診を行い評価していく．超音波による画像診断が有力な手掛かりとなる．
>
> 図5-1　Deep tissue injury（DTI）
>
>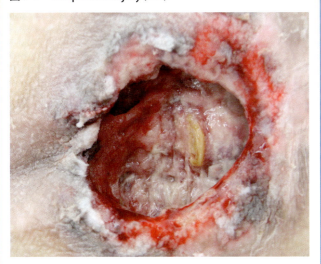
>
> 深部で広範囲に損傷が生じている状態．

### ④紅斑と潰瘍のみ

【解釈】紅斑と潰瘍のみは，あまりみられない組み合わせである．というのは，潰瘍は真皮レベルでの欠損を指すため，紫斑を伴っているのが通常であるからである．

　しかし，血管破綻部がすべて潰瘍化しており，その周囲に紅斑のみが見られる事態は当然想定できる．

【対応】潰瘍周囲に炎症が存在することを示唆する．創傷治癒においても炎症期は存在するため，即感染とはいえないものの，表面を触り熱感があるなど，感染徴候があった場合には感染制御のための外用薬を選択する．

　また，ポケット形成が起こっている可能性もあり，ゾンデなどで評価する．

## 関連事項

### 皮疹からみる鑑別診断

　褥瘡好発部位において，発赤がみられた場合，表在性真菌症や接触皮膚炎などとの鑑別が問題となる．しかし，この場合，その皮膚症状からある程度の方向性を見つけることが可能となる．真菌症や接触皮膚炎そのものでは原則紫斑は生じない．

　さらに真菌症は，紅斑を取り囲むような鱗屑や小水疱，接触皮膚炎は紅斑上に多数存在する漿液性丘疹などの存在により，推察することが可能となる．

### ⑤紅斑と紫斑，びらん・表皮剥離の混在

【解釈】びらん・表皮剥離とも，真皮への病変はみられない．この場合には，皮膚表面に炎症が存在するとともに，血管の破綻ありと判断する．つまり，真皮レベルへの皮膚損傷を念頭におく．

【対応】表皮形成能を有する外用薬，もしくはドレッシング材を使用し，引き続き体位変換に努める．

また，褥瘡の深度化が起こらないか十分に経過観察を行う．

### ⑥紅斑と紫斑，潰瘍の混在

【解釈】最も多い組み合わせである．紫斑がみられるということは，創周囲の真皮にもいまだ皮膚障害が及んでいるということであり，褥瘡の拡大の可能性を考えるべきである．

【対応】潰瘍周囲に真皮の障害に加え，炎症が存在することを示唆する．創傷治癒においても炎症期は存在するため，即感染とはいえないものの，表面を触り熱感がある，創面からの滲出液が多い，悪臭がするなど，感染徴候があった場合には感染制御のための外用薬を選択する．

また，ポケット形成が起こっている可能性もあり，ゾンデなどで評価する．

次に，①～⑥の状態にかかわらず，下記⑦～⑪に示した皮疹が存在する際の解釈を覚えたい．

### ⑦色素沈着の存在

【解釈】色素沈着の原因はメラニンに加え，出血によるヘモジデリンの沈着による．ヘモジデリンは，赤血球の中にあるヘモグロビンが変化したものであり，表面からは茶色にみえる．褥瘡の周囲や褥瘡が過去に存在して，治癒後に色素沈着が見られる場合には，炎症が起こった後と解釈するとよい．つまり「火事の焼け跡」と解釈する．

【対応】少なくとも以前に皮膚障害が起こった証拠であるので，褥瘡好発部位と判断したい．そのため，再発をきたさないように注意深く観察するとともに，体位変換やスキンケアなどを積極的に行う．

### ⑧白斑の存在

【解釈】白斑はメラニンがない状態である．ということは，メ

ラニンを産生するメラノサイトがない皮膚ということになる.

　現在のところ，創傷治癒において，すべての皮膚の細胞に分化が可能な幹細胞は毛包の毛隆起という部分に存在すると考えられている. ということは, 白斑の存在は褥瘡が治る過程でメラノサイトがない創傷治癒, つまり少なくともその褥瘡は, 真皮中層以下まで達していたということが理解できる.

【対応】毛包が存在しない創面で起こる創傷治癒は, 肉芽形成とともに上皮化が起こるものの, 毛包脂腺系が存在しない創傷治癒となり, これを瘢痕治癒とよぶ.

　毛包脂腺系が存在しないということは, 少なくとも皮膚表面に脂腺由来の皮脂膜に量的変化が起こるため, バリア機能に問題のある皮膚となる.

　すなわち, 白斑の存在は同部が褥瘡の過去存在部位であったことを注意し, 再発防止に努めるとともに, スキンケアを励行することで健やかな皮膚を維持するケアが必要となる.

## ⑨水疱の存在

【解釈】水疱の発生には次の3つが想定される.

　　①表皮細胞がばらばらになり, その部分に水がたまる.

　　②表皮・真皮境界部が剝がれ, その裂隙に水がたまる.

　　③真皮上層の血管やリンパ管から血漿成分が漏れることで水がたまる.

　いずれも, 応力などズレ力により生ずる. 比較的表皮に近い浅いレベルの変化である.

【対応】ガイドラインに沿うと, 水疱は潰さずドレッシング材を添付するとされ, おおむねそのように対処する.

　しかしながら, あまりに巨大な水疱の場合, 針で水疱蓋に孔をあけ内部に貯留した液体を除去してもよい. 水疱蓋は天然のドレッシング材となるため, みすみす外力で剝がれてしまうより, 水を除いて利用するほうがよいと考えられる.

## ⑩鱗屑の存在

【解釈】鱗屑は皮膚表面に十分な水分が存在していない状態であり, いわゆるドライスキンと考えてよい. なお, 時に落屑を鱗屑同様に用いる人がいるがこれは誤りであり, 鱗屑が剝がれ落ちたものが落屑である.

【対応】ドライスキンは皮膚のバリア機能が破綻しかけた状態であり, 保湿のスキンケアに努める.

### ⑪瘢痕の存在

【解釈】創傷治癒の不均衡によって生ずる．過剰な膠原線維の産生や，白斑と同様に瘢痕治癒による．

【対応】瘢痕治癒は，バリア機能に問題のある皮膚と理解する．すなわち，瘢痕の存在は同部が褥瘡の好発部位であることを注意し，再発防止に努めるとともに，スキンケアを励行することで健やかな皮膚を維持するケアが必要となる．

このほか，創面の変化に関しては別に述べる（p.56「項目No.2 創傷治癒過程」参照）．

## エピソード

以前に出張した病院で，「真菌検査は検査技師がやっており，真菌の診断は完璧」と胸を張る看護師に出会った．「水虫です！」という患者を診るが，どう見ても水虫には見えぬ．同様のケースがあまりに続くため，検査室を訪れ，検査技師に検査法を見せてもらった．

驚くべきことに，この男は，鱗屑をみると片っ端から真菌陽性と判定しており，要は診方を知らなかったのである．患者の鱗屑を検体として提出しており，100％真菌症にしてしまう，恐ろしいカンジダ男なのであった……！

## スキル

### 皮膚表在性真菌症

皮膚科医の介入がない場合，時に真菌感染症を褥瘡と誤診し，セッセセッセと体位変換したが治らないというコンサルテーションを受ける．

真菌感染症は，真菌が感染した後，周囲に拡散するため，皮疹では中心治癒傾向がみられるという特徴があるが，正しく診断するためには皮疹部の鱗屑を採取し，顕微鏡で菌糸を確認する必要がある．

本検査は，苛性カリ（KOH）を用いた「直接鏡検法」とよばれる．

手順としては，**図5-2**に示すように，皮疹部より採取した鱗屑，爪片，毛，粘膜などの試料をスライドグラス上に載せ，10〜30％KOHを数滴たらしカバーグラスをかぶせる．この状態で数分間静置する．この間，アルコールランプなどを用いて加温すると時間の短縮が可能である．

その後，カバーグラスを軽度圧迫し，顕微鏡で観察し，菌糸を確認する．観察する際には，コンデンサーレンズを絞り込むと，真菌の輪郭がより鮮明となり観察しやすい．

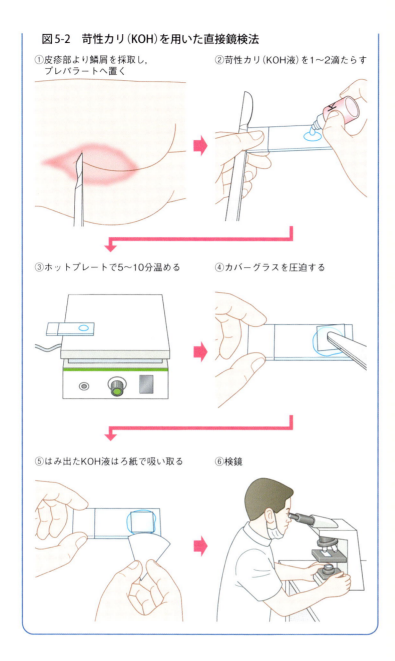

図5-2 苛性カリ(KOH)を用いた直接鏡検法

① 皮疹部より鱗屑を採取し，プレパラートへ置く
② 苛性カリ(KOH液)を1～2滴たらす
③ ホットプレートで5～10分温める
④ カバーグラスを圧迫する
⑤ はみ出たKOH液はろ紙で吸い取る
⑥ 検鏡

◆苛性カリ(KOH)法の必要物品
- 苛性カリ(KOH液)
- カバーグラス
- スライドグラス
- ピンセットなど
- ホットプレート，もしくはアルコールランプ
- 顕微鏡

## 項目No.6 褥瘡をどう評価する？

**鉄則！** 褥瘡をデザイン色で評価する

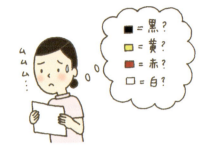

### 3 bare essentials

1. 褥瘡の評価はDESIGN-R®2020で行う．

2. ただし，初心者はよりシンプルな創面の色分類を用いると理解しやすい．

3. このほか，NPUAP分類やTIMEによるアセスメントが可能である．自分の使いやすい評価法を用いるとよい．

### 褥瘡評価は，まずは"色"で！

褥瘡をケアして治療するためには，その時点の創面の状態を適切に評価しなければならない．近年，DESIGN-R®2020分類やTIME理論など優れた評価ツールが用いられるようになり，患者ごとによりきめ細かな対応が可能となった．

#### ①DESIGN-R®2020分類

DESIGN-R®2020分類は，日本褥瘡学会が開発した国際的にも通用する優れた評価ツールであり，褥瘡経過が評価できるだけでなく，重症度の予測が可能である（図6-1）．おそらくわが国のほとんどの施設で，褥瘡評価に用いられていると考えられる．

以前のDESIGN分類では患者間の評価が不可能であったが，各項目の重みづけが十分検討され，DESIGN-R®2020分類では患者間での比較が可能となり，より普遍化された評価尺度となった．

しかし，そのためスコアは単純に数値が増えていくものではなくなったため，記憶しにくくなった．間違いを防止するためにも，評価シートをみながらアセスメントするとよい．

DESIGN-R®2020分類では，深さ（Depth），滲出液（Exutdate），大きさ（Size），炎症・感染（Inflammation/Infection），肉芽組織（Granulation tissue），壊死組織（Necrotic tissue）の6項目で構成され，これにポケット（Pocket）を必要により加える．

創面の評価とともに，重症度分類では重度の場合，それぞれアルファベットの大文字として記載する工夫がなされており実用性が高い．つまり大文字の項目に着目して治療を選択することが可能である．

## 図6-1　DESIGN-R® 2020 褥瘡経過評価用

**Depth**[*1] **深さ**　創内の一番深い部分で評価し，改善に伴い創底が浅くなった場合，これと相応の深さとして評価する

| d | 0 | 皮膚損傷・発赤なし | D | 3 | 皮下組織までの損傷 |
|---|---|---|---|---|---|
| | 1 | 持続する発赤 | | 4 | 皮下組織を超える損傷 |
| | | | | 5 | 関節腔，体腔に至る損傷 |
| | 2 | 真皮までの損傷 | | DTI | 深部損傷褥瘡(DTI)疑い[*2] |
| | | | | U | 壊死組織で覆われ深さの判定が不能 |

**Exudate 滲出液**

| e | 0 | なし | E | 6 | 多量：1日2回以上のドレッシング交換を要する |
|---|---|---|---|---|---|
| | 1 | 少量：毎日のドレッシング交換を要しない | | | |
| | 3 | 中等量：1日1回のドレッシング交換を要する | | | |

**Size 大きさ**　皮膚損傷範囲を測定：[長径(cm)×短径[*3](cm)][*4]

| s | 0 | 皮膚損傷なし | S | 15 | 100以上 |
|---|---|---|---|---|---|
| | 3 | 4未満 | | | |
| | 6 | 4以上　16未満 | | | |
| | 8 | 16以上　36未満 | | | |
| | 9 | 36以上　64未満 | | | |
| | 12 | 64以上　100未満 | | | |

**Inflammation/Infection 炎症/感染**

| i | 0 | 局所の炎症徴候なし | I | 3C[*5] | 臨界的定着疑い(創面にぬめりがあり，滲出液が多い．肉芽があれば，浮腫性で脆弱など) |
|---|---|---|---|---|---|
| | 1 | 局所の炎症徴候あり(創周囲の発赤，腫脹，熱感，疼痛) | | 3[*5] | 局所の明らかな感染徴候あり(炎症徴候，膿，悪臭など) |
| | | | | 9 | 全身的影響あり(発熱など) |

**Granulation 肉芽組織**

| g | 0 | 創が治癒した場合，創の浅い場合，深部損傷褥瘡(DTI)疑いの場合 | G | 4 | 良性肉芽が創面の10%以上50%未満を占める |
|---|---|---|---|---|---|
| | 1 | 良性肉芽が創面の90%以上を占める | | 5 | 良性肉芽が創面の10%未満を占める |
| | 3 | 良性肉芽が創面の50%以上90%未満を占める | | 6 | 良性肉芽が全く形成されていない |

**Necrotic tissue 壊死組織**　混在している場合は全体的に多い病態をもって評価する

| n | 0 | 壊死組織なし | N | 3 | 柔らかい壊死組織あり |
|---|---|---|---|---|---|
| | | | | 6 | 硬く厚い密着した壊死組織あり |

**Pocket ポケット**　毎回同じ体位で，ポケット全周(潰瘍面も含め)[長径(cm)×短径[*3](cm)]から潰瘍の大きさを差し引いたもの

| p | 0 | ポケットなし | P | 6 | 4未満 |
|---|---|---|---|---|---|
| | | | | 9 | 4以上16未満 |
| | | | | 12 | 16以上36未満 |
| | | | | 24 | 36以上 |

部位　[仙骨部，坐骨部，大転子部，踵骨部，その他(　　　　　)]

*1　深さ(Depth：d/D)の点数は合計には加えない
*2　深部損傷褥瘡(DTI)疑いは，視診・触診，補助データ(発生経緯，血液検査，画像診断等)から判断する
*3　"短径"とは，"長径と直交する最大径"である
*4　持続する発赤の場合も皮膚損傷に準じて評価する
*5　「3C」あるいは「3」のいずれかを記載する．いずれの場合も点数は3点とする

©日本褥瘡学会
http://www.jspu.org/jpn/member/pdf/design-r2020.pdf

## ②TIME理論

TIME理論とは，湿潤療法において，創傷治癒阻害要因をT（組織），I（感染または炎症），M（湿潤），E（創縁）の4項目から問題点を抽出するツールである（**図6-2**）．この評価法では，それぞれの問題点に対する臨床的介入法と，その結果が示されており，どのような治療法を選択すべきかが明らかとなる．

理想的にはそれぞれの褥瘡をDESIGN-R®2020分類で正しくアセスメントし，TIME理論で介入法を検討するのがよいと思われるが，実際時間の限られた臨床現場では煩雑であり，実用的ではない．

一方，創面の色調による分類は，初心者にも理解しやすく，極めて実用的である（**図6-3**）．それぞれの段階が治癒段階を反映するため，治療方針決定に有用である．まずは，この4段階を十分に理解し，創傷治癒過程のアセスメントの基礎を養いたい．

### 図6-2　TIME-Principles of Wound Bed Preparation（日本語版）

| 臨床的観察 | 病態生理 | Wound Bed Preparation の臨床的介入 | 介入の効果 | アウトカム |
|---|---|---|---|---|
| **Tissue non-viable or deficient**<br>活性のない組織または組織の損傷 | マトリックスの損傷と細胞残屑による治療の遅延 | デブリードマン（一時的または継続的）<br>●自己融解的、外科的、酵素的、機械的、バイオロジカル的<br>●生物 | 創底の回復<br>細胞外マトリックスプロテインの機能回復 | 創底の活性化 |
| **Infection or inflammation**<br>感染または炎症 | バクテリアの増加または炎症期の遷延<br>炎症性サイトカイン↑<br>プロテアーゼ活性↑<br>成長因子活性↓ | 感染巣の除去（局所/全身）<br>●抗菌<br>●抗炎症<br>●プロテアーゼ抑制 | バクテリア数の減少または炎症のコントロール<br>炎症性サイトカイン↓<br>プロテアーゼ活性↓<br>成長因子活性↑ | バクテリアのバランスと炎症の軽減 |
| **Moisture imbalance**<br>湿潤のアンバランス | 乾燥により表皮細胞の遊走の遅延・過剰な滲出液による創縁の浸軟 | 適度な湿潤バランスをもたらすドレッシング剤の使用<br>●圧迫，陰圧，その他の方法による滲出液の除去 | 表皮細胞遊走の回復，乾燥の予防，浮腫や過剰な滲出液のコントロール，創縁の浸軟防止 | 湿潤バランス |
| **Edge of wound-non advancing or undermined**<br>創辺縁の治癒遅延または潜蝕（ポケット）化 | 表皮細胞の遊走がない．細胞外マトリックスにおける反応性創傷細胞の不在と異常，あるいは異常なプロテアーゼ活性 | 原因の再評価または正しい治療の検討<br>●デブリードマン<br>●バイオロジカル製品<br>●補助療法など | 表皮細胞と反応性創傷細胞の遊走<br>適切なプロテアーゼプロフィールの回復 | 創辺縁の（治療）促進 |

**図6-3 創面の色調による分類**

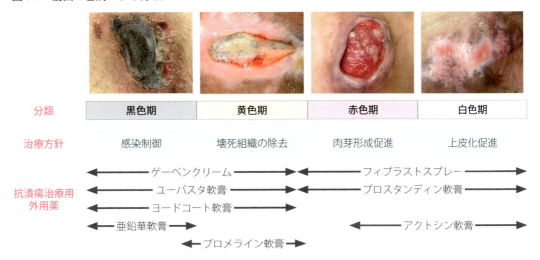

## 創面の色調による分類

### ①黒色期

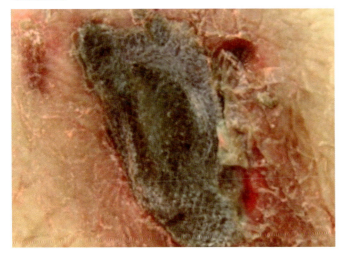

創表面に黒色の塊状壊死物質が固着する時期である．外科的デブリードマンが必要となる．ただし，壊死物質と健常部の境界が不明瞭な場合には，まず抗菌作用を持つ外用薬を使用するとよい．

外用薬としては，ゲーベンクリームが多用されるが，これは抗菌作用とともに水分を豊富に持つ水中油型乳剤性軟膏であるため，固着した壊死物質に水分を与えることで軟化・融解が促進されるためである．

また，古典的軟膏である亜鉛華軟膏は安価であり，リント布に厚く塗布し創面に貼付すると有効な場合がある．

###  ムダ知識!!

小児期より医療に興味を持たせることは，国民の健康福祉を考えるうえで重要である．なかでも褥瘡は，誰しも高齢者になった場合には避けて通れない問題であるが，若いときには想像すらできない疾患であろう．

ただし，幼児期より興味を持たせることは重要であり，「烈車戦隊　トッキュウジャー」により，鉄道を愛する子どもが増えたのは，鉄道ファンである筆者の存外の喜びである．

もし，筆者が皮膚科医を辞めるようなことがあれば，子どもにアピールすべく「床ずれキラー　デブリードマン」を作成する予定である．

## スキルアップ！

国際的には現在，米国褥瘡諮問委員会（National Pressure Ulcer Advisory Panel：NPUAP）のステージ分類とヨーロッパ褥瘡諮問委員会（European Pressure Ulcer Advisory Panel：EPUAP）のグレード分類が用いられる．

わが国で比較的よく用いられるのはNPUAPステージ分類であり，以下のとおりである．

### NPUAPステージ分類

**DTI疑い**：圧力とせん断力両者もしくはどちらかによる皮下軟部組織損傷に起因する，限局性の紫または栗色の皮膚変色，もしくは血疱．

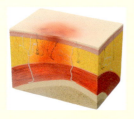

---

**ステージⅠ**：通常，骨突出部位に限局する消退しない発赤を伴った損傷のない皮膚．暗色部位の明白な消退は起こらず，その色は周囲の皮膚と異なることがある．

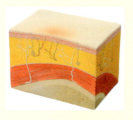

---

**ステージⅡ**：スラフを伴わない，赤色または薄赤色の創底をもつ，浅い開放潰瘍として現れる真皮の部分欠損．破れていないまたは開放した/破裂した血清で満たされた水疱として現れることがある．

黒色期を漫然と放置すると創傷治癒が遅延するばかりか，感染をより深部にまで促すことになるので注意すべきである．

### ②黄色期

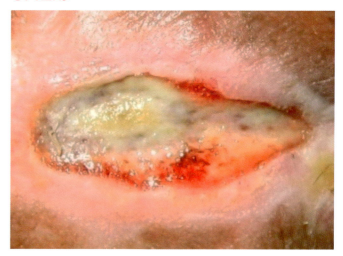

塊状壊死物質が除去された後，脂肪組織レベルの壊死組織が全体として黄〜黄白色に見える時期であり，滲出液も比較的多い．この時期が赤く見えないのは血流がないためであり，肉芽を形成するための栄養や酸素の不足を反映する．

この状態では外科的もしくは化学的デブリードマンを行い，抗菌作用を持つ外用薬を使用する．感染が制御され壊死物質が除去されると，周囲から血管新生が惹起される．ある程度肉芽が形成された適切な時期に，赤色期の治療に変更する．

このタイミングの判断は慣れるまで極めて難しいが，創面の約8割が赤色になった時点で切り替えるとよい．

### ③赤色期

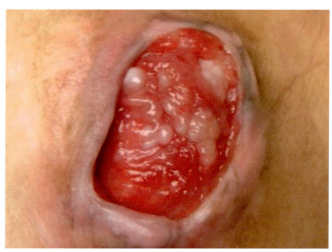

良好な肉芽組織により，創面が赤く見える時期である．血流も豊富であり，感染のリスクが少なくなる（ゼロではないことに注意！）ため，肉芽形成促進薬で治癒を加速させる．

　この時期に適する薬剤は多数あるが，その特性を十分理解して選択することが重要である．

　肉芽が周囲皮面を超えた場合などには，水溶性基剤のアクトシン軟膏などに変更し，水分を除去するなどの工夫が必要である．

　また，この時期は滲出液の程度により，ハイドロコロイドドレッシング材などの創傷被覆材も適応となる．

### ④白色期

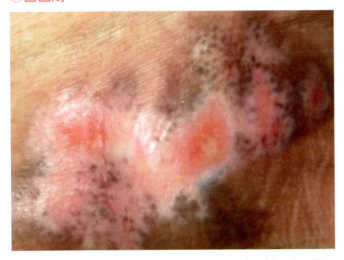

　肉芽組織が成熟し，創収縮が起こると同時に創面は周囲から上皮化し白色調を呈する．創周囲の表皮細胞は，肉芽組織の表面に存在するコラーゲンやインテグリンなどの蛋白を足場として遊走する．

　この時期は表皮細胞に作用する治療法が望ましく，アクトシン軟膏やハイドロコロイドドレッシング材などの創傷被覆材を用いる．

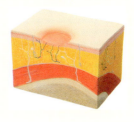

**ステージⅢ**：全層組織欠損．皮下脂肪は確認できるが，骨，腱，筋肉は露出していないことがある．スラフが存在することがあるが，組織欠損の深度がわからなくなるほどではない．ポケットや瘻孔が存在することがある．

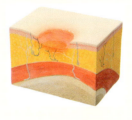

**ステージⅣ**：骨，腱，筋肉の露出を伴う全層組織欠損．黄色または黒色壊死が創底に存在することがある．ポケットや瘻孔を伴うことが多い．

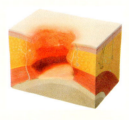

**判定不能**：創底で，潰瘍の底面がスラフとエスカーの両者もしくはどちらかで覆われている全層組織欠損．

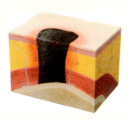

## ココが知りたい！No.7

### 項目No.2 創傷治癒過程

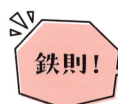

**鉄則！** 褥瘡は加えてダメならひいてみな

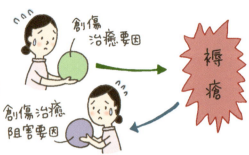

### 3 bare essentials

1. 擦り傷などの健常者の小さな創はすみやかに治癒する．

2. 褥瘡は，何らかの要因により，すみやかに治る創傷治癒のメカニズムがうまく働かない状態である．

3. 創傷治癒促進要因を加えたり，創傷治癒阻害要因を取り除くことが褥瘡をすみやかに治癒に導くコツである．

## 創傷治癒のメカニズム

　たとえば，アナタが料理中，包丁で軽度の切り傷を負ったとしても，その創はすみやかに治癒することは容易に想像できる．近年は医療用に用いられるドレッシング材に類似する絆創膏様の治療薬も市販され，「絆創膏でもあてておけば治るよ！」というセリフは，その辺の素人ものたまわっている．

　ただし，素人には創傷治癒のメカニズムなど確固たるバックグラウンドはない．医療従事者は当然素人では困るので，ここでは健常者における創傷治癒のメカニズムをみてみよう．

　皮膚創傷治癒過程は大きく分けて，①血液凝固期，②炎症期，③（細胞）増殖期，④再構築期（成熟期）の4期に分けられる（図2-1）．この現象は子どもでも知っており，血が出て，止まって，固まって，赤くなって，肉が盛り上がって，白くなって治ると誰もが理解している．

　健常者においては，これらがスムースに進行することで，すみやかに創傷は治癒する．この一連の流れを急性創傷とよぶ．

　しかし，褥瘡などにおいては，患者の基礎疾患や栄養状態などのなんらかの創傷治癒阻害因子により創傷治癒機転が働きにくくなった状態となっており，創傷治癒は遷延する．これを慢性創傷とよぶ．その場合，適切な修復因子を用いて治癒を促進する必要がある．

　創傷治癒過程の各時期ではさまざまな細胞の機能発現と抑制，形態の変化が起こり，それに関係する各種増殖因子や酵

図2-1　皮膚創傷治癒過程

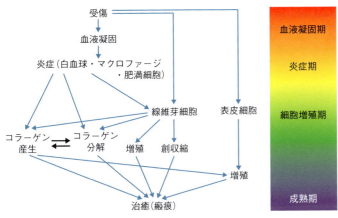

創傷の治癒過程は大きく，①血液凝固期，②炎症期，③（細胞）増殖期，④再構築期(成熟期)の4期に分けられる．

素が複雑に関与する．それらの機序を理解することは，適切な修復因子を選択するうえで極めて重要である．

## ①血液凝固期

血液凝固期は，受傷直後より数時間以内である．皮膚に創傷が生ずると，創面は出血による血液で満たされ，血液中に存在する血小板が活性化し凝集することで止血がなされる．さらに，フィブリノーゲンの働きにより創面は血塊で覆われ，創面は外界から遮断される．

血小板は血小板由来増殖因子(platelet derived growth factor：PDGF)とよばれる蛋白質を放出することで，すみやかに血管新生や線維芽細胞の増殖や遊走を促進する(図2-2)．

図2-2　血液凝固期

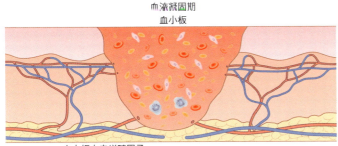

血小板は血小板由来増殖因子(PDGF)という蛋白質を放出することで，すみやかに血管新生や線維芽細胞の増殖や遊走を促進する．

②炎症期

　炎症期は受傷数時間後より約3日間程度続く．まず，血小板から放出されるフィブリン分解産物やPDGF，形質転換増殖因子（transforming growth factor：TGF）などの蛋白質や炎症惹起物質が創面に放出され，毛細血管の透過性が亢進する．さらに好中球やマクロファージが創内に出現する．

　マクロファージは貪食能を有するのみでなく，線維芽細胞増殖因子（fibroblast growth factor：FGF），上皮増殖因子（epidermal growth factor：EGF）などの各種細胞増殖因子を産生分泌する（図2-3）．

## スキル

### PDGFとは？

　分子量約30kDaの2本鎖ポリペプチド．血小板以外にもマクロファージ，血管内皮細胞，平滑筋細胞などからも分泌される．線維芽細胞，平滑筋細胞，単核球や好中球の遊走を刺激し，線維芽細胞に対しては増殖も促進させる．

　すでに米国では糖尿病性潰瘍に対する治療薬として臨床応用されており，高い効果を発揮している．

### FGFとは？

　ヘパリン結合能を有する分子量約18〜25kDaの一本鎖ポリペプチド．フィブラストスプレーは，代表的な塩基性FGF（bFGF）であり，褥瘡に高い効果を発揮する．

　本薬は，わが国において開発された薬剤であり，わが国の製薬企業の開発力の高さを実感する薬剤である．

## スキルアップ！

### フィブラストスプレーの凄さ！

　フィブラストスプレーは増殖因子，つまり，われわれの身体の中に存在する蛋白質を世界初で臨床応用した薬剤である．通常，増殖因子は−80℃などで保存しないと不活化してしまうが，本剤は独自の技術で冷蔵庫保存を可能にした画期的な薬剤である！　研究を経験した人間であれば，その凄さが理解できる．

　本剤は創面から①5cm離して，②5回噴霧，③30秒待つ！　が鉄則である．これを厳守すると，適切な濃度が潰瘍面へ散布され，30秒間で本剤が細胞に存在する受容体に安定的に結合し，作用を発揮するのである！

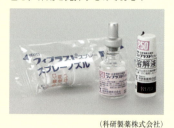

（科研製薬株式会社）

図2-3 炎症期

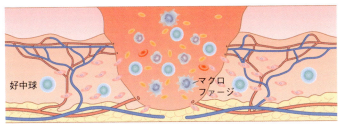

マクロファージは，貪食能のみでなく，線維芽細胞（FGF）や上皮増殖因子（EGF）などの細胞増殖因子を産生分泌する．

③ **増殖期**

　受傷3日後からは本格的に組織欠損部の補充・修復が開始される．創傷周囲に存在する血管内皮細胞や線維芽細胞は，前述した各種の蛋白質により活性化され，次第に組織欠損部へ遊走する．道路工事においても，まずは工事用車両が通過する仮設の道ができるが，創部においてもまず細い血管が開通し，栄養や酸素の供給が開始される（図2-4）．

　それにより，十分に栄養を得た線維芽細胞は真皮細胞外基質の主要構成成分であるⅠ型コラーゲンをはじめ，プロテオグリカン，フィブロネクチン，エラスチンなどを産生し肉芽形成を促進する（図2-5）．

　さらに，血管新生も酸素および栄養素確保の観点から組織修復においては不可欠である．創傷部位では持続的な低酸素状態となることから，周囲の微小血管系から血管内皮細胞が組織欠損部に遊走し，その後管腔を形成する．

　このようにして肉芽組織が形成され，ある程度創傷欠損部が充填されると，創収縮が起こり創面積は縮小する（図2-6）．この創収縮には一般に筋線維芽細胞が関与するとされる．

　創収縮は創傷治癒過程において極めて重要であるが，周囲の支持組織が脆弱であると，かえって創収縮が過剰となり，瘢痕拘縮をきたすこともある．

　増殖期の最終段階は上皮化である．良好な下床が形成されている場合には，比較的創傷発生後短時間で再上皮化が開始されるが，肉芽形成が乏しいもしくは不良肉芽が主体である創傷では再上皮化が遷延する．

**良好な肉芽は，牛肉の赤身に似る！**

　良好な肉芽とよばれるものは，鮮紅色でみずみずしい外観を持つことが理解できよう．いわば赤身の牛肉を思い出せばよい．上質なフィレステーキは，それはそれは美味であることで容易に記憶できる．

　他方，コラーゲンや血管形成がイマイチな肉芽は色が薄く，あたかも豚肉ごとき外観を呈する．

### 図2-4 増殖期

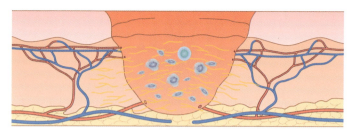

PDGF，TGF，FGF，EGFなどの蛋白質により，血管内皮細胞や線維芽細胞が活性化され，創部において血管が開通し，栄養や酸素を供給する．

### 図2-5 増殖期

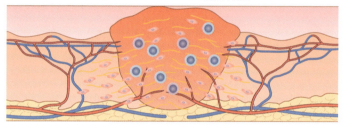

さらに肉芽形成が促進される．

### 図2-6 増殖期

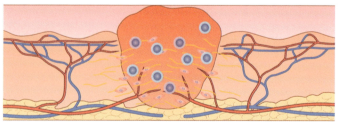

肉芽組織が形成され，ある程度創傷欠損部が充填されると創収縮が起こり，創面積は縮小する．

良好な肉芽組織の表面には，コラーゲンやフィブロネクチンが豊富に存在し，創周辺部や毛隆起から角化細胞が創中央部にめがけて移動を開始する．

### ④再構築期

　創傷治癒の最終段階であり，この時期は時に年余にわたって続くこともある極めて緩徐な変化である．

　この時期において，瘢痕形成および創収縮機転がうまく働かないと，創部は肥厚性瘢痕やケロイドとなり，患者に整容的な問題を残すこととなる（**図2-7**）．

図2-7　再構築期

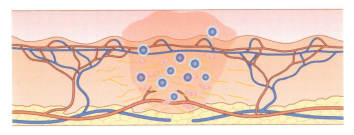

再構築期に，瘢痕形成および創収縮機転がうまく働かないと，創部は肥厚性瘢痕やケロイドとなる．

### ムダ知識!!

　ケロイドの形成は人それぞれであり，いわゆる，ケロイド体質とよばれるケロイドができやすい人が存在する．気の毒なことに，場合によっては蚊に刺されてもケロイドになることもあり，特発性ケロイドとよばれる．

　もっとも，その筋の方々は自らを誇示する目的でケロイドを好んで作る場合もある．タバコをおしつけてケロイドにする行為を「根性焼き」とよぶそうだが，その方の体質により満足な根性焼きができるか否か，成果が変わってくると思われる．

## 項目No.7 褥瘡はなぜ湿らせて治す？

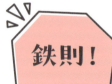

**鉄則！** 乾かさぬ それがキズへのおもいやり

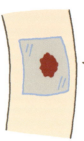

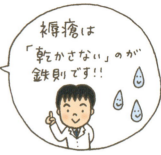

褥瘡は「乾かさない」のが鉄則です!!

### 3 bare essentials

1. 創傷治癒理論の変化で，近年の褥瘡治療のスタンダードは，乾かさない傷の管理である．

2. ただし，常に感染の有無について注意を払う必要がある．

3. 褥瘡局所治療の極意は，十分な洗浄と，創にあった治療法の選択である．

今日の褥瘡診療において，"創面は乾かさず湿らせて治す"というコンセプトは，ほぼコンセンサスが得られたと考えられる．これは，褥瘡診療において種々の優れた創傷被覆材（ドレッシング材）が臨床応用され，日常診療で頻用されている事実に如実に表れており，従来行われていた外用薬すら用いないガーゼのみのドレッシングは，特殊な例を除いてみられなくなった．

褥瘡診療のみならず，現在では日常でみられる軽い切傷や擦傷に対し，優れた効果を謳う創傷被覆材がドラッグストアでも市販されており，一般市民にも"キズは湿らせて治す"という意識が広まっている．

ただし，何事にも例外がある．褥瘡を扱う医療従事者は，"創面は乾かさず湿らせて治す"はあくまで鉄則であって，創面によっては当てはまらないことがあることも十分理解すべきである．

### 1. 皮膚創傷理論の変化

最近の医学・医療の進歩は，創傷治療へのアプローチを大きく変化させた．従来，創傷治癒の常識であった創部消毒とガーゼによる乾燥環境下の創傷治癒理論は，基礎的データの蓄積に伴い湿潤環境下の創傷治療（moist wound healing）にとって代わった．

Moist wound healingを端的に述べると，生体が持つ創傷

治癒促進因子を最大限に治療に利用するという治療法であり，創傷治癒における病態生理学的に極めて理にかなった概念である．

### ①Moist wound healingとは？

Moist wound healingとは，上述したヒトの皮膚における創傷治癒のメカニズムに基づき，適切な湿潤環境を整えた状態における創傷治癒理論である．

つい最近まで，乾燥環境こそが創傷治癒にはベストと考えられ，実際の臨床現場でも創部に消毒とガーゼ保護を主体とする治療が主流であったが，一転してまったく逆の流れになったのはなぜであろうか？

これは，実験室での細胞の継代培養を考えると理解しやすい．ヒト皮膚由来の線維芽細胞や角化細胞，それに血管内皮細胞を試験管中で生育させるには，培地とよばれるそれぞれの細胞の生育に適した栄養素などを含む溶液に浸すことで初めて可能となる（**図7-1**）．

そのうえで，酸素濃度と温度を最適に調整した培養器に静置すると，細胞はすみやかに増殖する．

しかし，培地がない乾燥環境下では細胞はすぐに死に至り，絶対に生育しない．細胞培養は以前から研究室ではありふれて行われている手技であるが，なぜ臨床現場と研究室での創傷治癒に対する常識の乖離があったのかといえば，感染の問題が大きいと考えられる．

◆継代培養
細胞培養において，細胞を新しい培地に移し，再び培養すること．

**図7-1　実験室での細胞の継代培養**

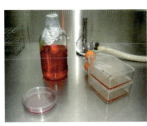
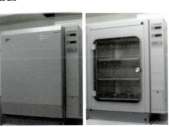
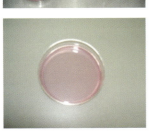
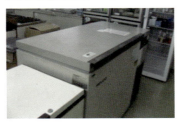

細胞培養において，常に問題となるのは細菌や真菌が混入する感染状態，いわゆるコンタミネーションであり，これが起こると細胞はただちに死滅してしまう．

創傷治癒において主役をつとめる線維芽細胞や血管内皮細胞が生育しやすい環境は，細菌や真菌にとっても豊富な栄養が存在する格好の生育環境であることに変わりはない．

そのため，細胞培養には無菌的操作が必須であり，時に培地に抗生物質を添加する場合もある．

振り返って臨床現場においては，消毒と乾燥状態は細菌感染に有用であると考えられていたため，長らく創傷治癒の主役であった．しかし，最近では創傷治癒における感染制御は創面の洗浄により十分可能であることが明らかにされたことにより，ブレークスルーが訪れたのである．

### ②Moist wound healingの長所
Moist wound healingの長所は以下の通りである．

●細胞遊走の促進

創面に遊走する各種細胞は，乾燥環境下で細胞死に陥り，創傷治癒が阻害される．

これに対し，湿潤環境下では実験的細胞培養と同様に，遊走が容易となり創傷治癒が促進される．

●滲出液中の増殖因子の保持

生体には創傷治癒を促進させる生理活性物質が多数有しており，それらを逃がさず有効に利用できる．

●痂皮形成の阻害

創傷発生直後，血液や滲出液が欠損部に充満し，これらが乾燥して血痂や痂皮となる．

上皮化において，痂皮などの存在は角化細胞の障害物となり，創傷治癒が遷延化する．また時として感染の温床となる．

●医療従事者の労力負担軽減

Moist wound healingに用いられるドレッシング材の進歩は著しく，その酸素透過性も高くなり，数日間の連続使用が可能なものも多い．この場合，医療従事者（とくに看護師や介護士）の労力軽減が可能である．

正常な創傷治癒過程においては，さまざまな細胞由来の生理活性物質が複雑なネットワークを構成することで創傷は治

癒する．創傷治癒に有利とされる各種増殖因子には適切な濃度が存在する．また，生理活性物質の中には，創傷治癒を遷延させるものも多数存在する．

すなわち，蛋白質は濃度が限りなく低い場合には作用しないことは容易に理解できるが，いくつかの増殖因子は高濃度域で細胞増殖などを抑制してしまう可能性があるため注意が必要である．

また，組織分解も創傷治癒においては不可欠な過程であり，決して蛋白分解酵素＝負の因子というわけではない．

Moist wound healingにおいて最も重要な点は，創面を適切な湿潤環境下に置くということであり，決して単に湿らせればよいというものではない．つまり，滲出液の制御，とくに排出にも注意すべきであり，創面の性質により適切な外用薬やドレッシング材を選択する必要がある．

創面の滲出液を吸収するためには，むしろ吸水軟膏などを基剤とする外用薬のほうが，効果の高い場合もある．さらに，創周囲の皮膚までもが湿潤する環境は逆効果であり，moist wound healingは滲出液の適切なコントロールを重視した概念と理解すべきである．

### ③Moist wound healingの短所

前述の通り，moist wound healingの最大の問題は「感染」である．乾燥環境下に比較し，湿潤環境下での感染はしばしば重症化し，放置すると患者の生命をも脅かすこともある．最近では創部の観察が可能な透明なドレッシング材も登場しており，感染防止の面からは有用である．

感染防止のための消毒の是非についての議論も多いが，日本褥瘡学会による褥瘡予防・管理ガイドライン（第3版）には，「褥瘡部消毒はどのようにしたらよいか」とのClinical Questionがあり，「洗浄のみで十分であり通常は必要ないが，明らかな創部の感染を認め滲出液や膿苔が多いときには洗浄前に消毒を行ってもよい．」とされている．

このことからも，moist wound healingにおいては，十分な洗浄が感染防止に重要であり，既に感染している部位については消毒で対応してもよいこととなる．

また，moist wound healingで過剰な滲出液が出た場合に，周囲皮膚の浸軟が大きな問題となる．

### ④Moist wound healingの禁忌

Moist wound healing自体が問題となるのが，踵骨部の褥瘡である．踵骨部では，硬い壊死組織自体が創保護（natural protective cover）になると考えられている．そのため，踵においては安易にmoist wound healingを行ってはならない．

踵骨部では硬い乾燥壊死組織が存在する場合，周囲に炎症所見がない限り，デブリードマンをしないほうがよい．

ケア方法としては，下腿部に座布団やクッションを当て，踵骨部を浮かせて除圧することが重要であり（図7-2），旧来用いられてきた円座などを直接踵骨部に用いるのは，もってのほかである！！ そもそも円座を用いることで，接触する皮膚に引張力と圧迫が加わり，局所は虚血に陥ってしまい，褥瘡は増悪する．

**図7-2 踵骨部の褥瘡予防**

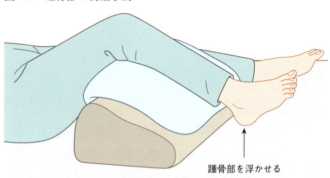

下腿部に座布団やクッションを当て，踵骨部を浮かせて除圧する．

最近では，ポリウレタン製のブーツタイプの圧分散装具も市販されている．とくに糖尿病患者など末梢動脈疾患（peripheral arterial disease：PAD）がある患者では用いてもよい．

## コラム 栄養状態のアセスメント

　褥瘡予防・治療には，低栄養の回避・改善が基本であることは本文中で述べた通りである（p16「項目No.3　褥瘡の好発部位」参照）．

　本コラムでは，簡便に栄養状態のスクリーニングが可能な評価ツール，SGA（subjective global assessment：主観的包括栄養評価）を紹介する．

　このSGAは，簡便なため多くの施設でも使用されており，患者さんや家族への問診と身体計測により評価ができる．1項目でも該当すれば「低栄養の可能性あり」と判断する．

### 主観的包括的栄養評価（SGA）

#### A　病歴

**1. 体重の変化**

過去6カ月間の体重減少：＿＿＿＿＿Kg　減少率：＿＿＿＿＿％
過去2週間の変化：増加 □　　変化なし □　　減少 □

**2. 食物摂取の変化（平常時と比較）**

変化なし □
変化あり：期間＿＿＿＿＿週＿＿＿＿＿日間
食事内容：固形食 □　　経腸栄養 □　　経静脈栄養 □　　その他 □

**3. 消化管症状（2週間以上継続しているもの）**

なし □　　嘔気 □　　嘔吐 □　　下痢 □　　食欲不振 □

**4. 身体機能**

機能不全なし □
機能不全あり：期間＿＿＿＿＿週＿＿＿＿＿日間
タイプ：労働に制限あり □　　歩行可能 □　　寝たきり □

**5. 疾患、疾患と栄養必要量の関係**

診断名：＿＿＿＿
代謝要求 / ストレス：なし □　　軽度 □　　中等度 □　　高度 □

#### B. 身体計測

（スコア：0 ＝正常、1+ ＝軽度、2+ ＝中等度、3+ ＝高度）
皮下脂肪の減少（三頭筋、胸部）：＿＿＿＿＿＿＿＿＿＿＿
筋肉量の減少（大腿四頭筋、三角筋）：＿＿＿＿＿＿＿＿＿＿＿
踝部の浮腫：＿＿＿＿＿　仙骨部の浮腫：＿＿＿＿＿　腹水：＿＿＿＿＿

#### C. 主観的包括的アセスメント

栄養状態良好 A □　　中等度の栄養不良（または栄養不良の疑い）B □
高度の栄養不良 C □

## ココが知りたい！No.9　項目No.19　抗菌作用と抗生剤の違いは？

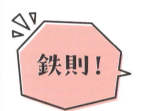

**鉄則！** 褥瘡で出番少なき抗生剤

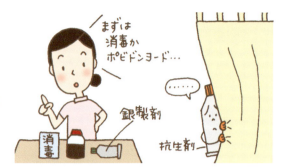

### 3 bare essentials

1. 「抗生剤」と「抗菌作用のある薬剤」を混同してはならない．

2. 「抗生剤」の安易な乱用は耐性菌を誘導することとなるため，厳に慎むべきである．

3. 「クリコロ」の場合にも，消毒やポビドンヨード製剤，銀製剤などで原則対処すべきである．

### 抗菌作用のある薬と抗生剤を混同しない！

　抗菌薬・抗生剤は創傷管理においても有用性の高い薬剤であるが，耐性菌出現防止の意味からも濫用は慎むべきである．
　褥瘡の医療現場では，時として「抗菌作用のある薬剤」と「抗生剤」を混同して使用する場面がみられる．これは大きな間違いである！
　本項では，創傷管理において重要性の高い局所抗菌治療薬を解説した後，抗菌薬の全身療法について簡単に触れる．

### 1. 創傷部への外用抗生物質は使用不可！

　創傷管理において，「抗菌薬」と「抗生剤」を混同してはならない．
　抗菌薬とは，細菌などの病原体に対し，殺菌的もしくは静菌的に働く薬剤のことである．
　抗生剤とは，抗生物質のことであり，主に微生物から産生されて，微量で他の細胞の発育を阻止する化学物質である．
　抗生物質の代表であるペニシリンは，1929年にアレクサンダー・フレミングによりアオカビから発見された．
　現在では，バイオテクノロジー技術の発達により，人工的に合成されるが，本来，抗生物質は微生物由来で細菌のみに

選択的に毒性を示す物質である.

そのため,完全に人工的に合成されるサルファ剤などは,厳密には抗生物質ではない.抗生物質の問題点としては,その多様により,薬剤耐性菌が出現することである.

とくに皮膚においては,抗生物質を皮面に外用した場合,比較的容易に耐性菌が誘導されることが明らかとなっており,治療が長期間にわたる創傷部においては,原則として外用抗生物質を使用してはならない.

これに対し,ポビドンヨードなどの細菌を化学的機序で死滅させる消毒薬は抗菌薬に包括される.使用による耐性菌選択のリスクが少ないので,創傷管理での使用に適している.

現在,わが国にはさまざまな潰瘍治療用の外用薬が存在する.とくに抗菌作用を期待する場合,複数の外用薬を混合することもあるが,混合により配合変化が生じて,有効成分が失活してしまうこともあるため,安易に混合するべきではない.

しかし,酸化亜鉛の重層法など,長年の経験と理論的合理性のある治療法は積極的に活用することが高度な創傷管理のスキルとなる.

## 2. 創傷管理に比較的よく用いられる薬剤を知ろう！

創傷管理に比較的よく用いられる薬剤を概説する.

### ①精製白糖・3％ポビドンヨード（ユーパスタ軟膏，ポビドリンパスタなど）

ポビドンヨードは,ヨウ素と 1-ビニル-2-ピロリドン重合物の複合体からなる医薬品である.その機序は,ポビドンヨードからヨウ素が遊離し,その酸化作用により,細菌の蛋白質合成を阻害することで強力な殺菌作用を有する.

本剤は人体毒性が低く,かつ一部の芽胞菌にも有効であり,10％水溶液などは外用消毒薬として使用される.ただし,ポビドンヨードは血漿などの有機物と接触することで,殺菌作用が著しく低下するため,注意が必要である.

一方,精製白糖は,高浸透圧により滲出液を減少させるとともに,細菌成長阻害作用とバイオフィルム形成抑制作用を有する.さらに,線維芽細胞からのコラーゲン合成を促進さ

せることが知られている.

本剤は，ヨウ素過敏の既往がある患者や，甲状腺機能異常，腎不全，新生児への使用は十分注意を要する.

多種の商品が販売されているが，薬価が大きく異なることも注意すべきであろう.

### ②ポビドンヨード（イソジンゲル，ネオヨジンゲルなど）

吸水性のマクロゴールを基剤とする，ポビドンヨード製剤である.

本剤も，ヨウ素過敏の既往がある患者や甲状腺機能異常，腎不全，新生児への使用は十分注意を要する.

### ③ヨウ素軟膏（ヨードコート軟膏），カデキソマー・ヨウ素（カデックス軟膏0.9%，カデックス外用散）

いずれも，ヨウ素の作用により，殺菌作用を発揮する薬剤である．このうち，ヨウ素軟膏は，吸水するとゲル化するという基剤特性を併せ持つため，薬剤交換時の利便性に優れている.

一方，カデキソマー・ヨウ素は基剤にデキストリンポリマーが用いられ，滲出液を吸収することで，創面の清浄化が図られる．ただし，軟膏のほうが，取り扱いが簡単である反面，外用散は吸水機能に優れる.

### ④ヨードホルム（ヨードホルム，ヨードホルムガーゼ）

いずれも，ヨードホルムから遊離するヨウ素の作用により，殺菌作用を発揮する薬剤である．このうち，ヨードホルムガーゼは保険適用がない.

滲出の多い感染創には，とくにヨードホルムガーゼはドレナージ効果の観点からも有効であるが，多量に用いた場合には中毒症状を起こしうるので，十分に注意する.

### ⑤スルファジアジン銀（ゲーベンクリーム）

スルファジアジンはサルファ剤であるが，本剤は銀により抗菌効果を発揮すると考えられている．金属には抗菌活性を持つものがあり，抗菌性金属を各種の無機物担体に担持したものを無機系抗菌剤とよぶ．これら無機系抗菌剤は有機系抗菌剤に比べ一般に安全性が高く，広域な抗菌スペクトルを有

し，耐久性，耐熱性に優れていると考えられている．

　銀の抗菌メカニズムについて，銀が細胞膜，細胞壁に作用して抗菌活性を発揮するとされるが，その詳細はいまだ不明である．イオン化した銀が-SH基と反応し，細胞膜あるいは細胞内に侵入して各種蛋白を変性させる結果，効果を発揮するという報告や，活性酸素に作用するという報告がある．

　本剤は，サルファ剤に対し過敏症を有する患者や，新生児，低出生体重児には使用してはならないことに注意する．

### ⑥銀イオン含有創傷被覆・保護材（アクアセルAG）

　本剤は，カルボキシメチルセルロースナトリウムからなる高吸収性繊維に銀イオンを加えた創傷被覆材である．

　高吸収性繊維はゲル化して滲出液を保持することで，高い効果が期待できる．

---

**スキル**

## 創傷管理に用いられる抗生剤

　先述した通り，抗生剤は創傷管理に用いられることは少なく，とくにガイドラインに記載されている薬剤も限られる．

#### ①フラジオマイシン硫酸塩・トリプシン（フランセチン・T・パウダー）

　フラジオマイシン硫酸塩は細菌の30Sリボゾームに結合することにより，蛋白合成を阻害することで抗菌活性を有し，比較的広域な抗菌スペクトルを有する．

　本剤は，蛋白分解酵素である結晶トリプシンを配合した散布剤である．トリプシンによる抗凝固作用から，出血している創面には使用できない．

　また，重篤な腎障害・肝障害を有する患者にも使用できない．

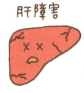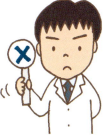

◆抗菌スペクトル
抗生物質や化学療法剤が効力を及ぼす病原微生物のの範囲とそれらに対して効果の強さなどを表す用語．多くの病原微生物に対して効果がある抗生物質や化学療法剤は「広域スペクトルを持つ」と表現される．

◆PK/PD理論
薬がどれだけ体内に存在しているか
(薬物動態)と,その薬がどれだけその
部位に作用しているか(薬力学)の両方
を考慮して解析すること.

## スキル

### 内服もしくは注射薬

　創傷管理においても,症例においては,抗生物質の全身投与を行う場合もある.主なものを**表19-1**に挙げる.

　最近では,MRSAをはじめとした薬剤耐性菌が創傷を含めた皮膚細菌感染症の原因となることが多い.可能な限り培養検査をして無意味な投薬は慎むべきである.

　また,PK(Pharmacokinetics,薬物動態)/PD(Pharmacodynamics,薬力学)理論により,抗菌薬のより有効かつ安全な投与方法を設計することが可能となっており,その理解が望まれる.

## 表 19-1　全身投与が可能な抗生物質

| 商　品　名 | 一　般　名 | 略　語 | 剤　形 | 投与回数 | 特　徴 |
|---|---|---|---|---|---|
| **ペニシリン系** | | | | | |
| サワシリン | アモキシシリン水和物 | AMPC | 錠：250mg,<br>カプセル：125mg, 250mg,<br>細粒：10% | 1日<br>3〜4回 | グラム陽性菌及びグラム陰性菌に対し抗菌作用を示す.作用は殺菌的であり,殺菌作用はアンピシリンより強い |
| ユナシン | スルタミシリントシル酸塩水和物 | SBTPC | 錠：375mg,<br>細粒小児用：10% | 1日<br>2〜3回 | βラクタマーゼ阻害薬のスルバクタムとアンピシリンをエステル結合させた化合物で,生体内では,アンピシリン及びスルバクタムとなる |
| ペントシリン | ピペラシリンナトリウム | PIPC | 注射：1g, 2g | 1日<br>2〜4回 | 細菌の細胞壁合成を阻害し,強力な殺菌作用を有する.緑膿菌産生のペニシリナーゼに対してアンピシリン及びカルベニシリンより安定 |
| **βラクタマーゼ阻害薬拮抗剤** | | | | | |
| ユナシン-S | アンピシリンナトリウム・スルバクタムナトリウム配合 | | 注射：0.75g, 1.5g, 3g | 1日2回 | アンピシリン耐性菌にも抗菌力を示す.アンピシリンは,細菌のペプチドグリカン架橋形成を強く阻害して細胞壁合成を妨げ,殺菌的に作用する |
| オーグメンチン | アモキシシリン水和物・クラブラン酸カリウム | | 錠：125mg, 250mg<br>小児用顆粒：15% | 1日<br>3〜4回 | βラクタマーゼ産生耐性菌に対して,CVAがβラクタマーゼに不可逆的に結合・阻害し,AMPCは失活されず感性菌に対するのと同様に強力な殺菌力を示す |
| スルペラゾン | セフォペラゾンナトリウム・スルバクタムナトリウム | | 注射：0.5g, 1g | 1日<br>1〜2回 | セフォペラゾン耐性菌にも抗菌力を示す.セフォペラゾンは,細胞増殖期の細胞壁合成系のうちペプチドグリカン架橋形成を強く阻害し,殺菌的に作用する |
| **経口セフェム** | | | | | |
| ケフラール | セファクロル | CCL | カプセル：250mg<br>細粒小児用：10% | 1日3回 | 細菌の細胞壁合成を阻害することにより抗菌作用を発揮.セファレキシンより低濃度・短時間で殺菌に至らしめる |
| オラセフ | セフロキシムアセチル | CXM-AX | 錠：250mg | 1日3回 | ペニシリン結合蛋白に対する結合親和性が高く,細菌細胞壁合成阻害による細菌作用を示す |
| セフゾン | セフジニル | CFDN | カプセル：50mg, 100mg<br>細粒小児用：10% | 1日3回 | 細菌細胞壁の合成阻害であり,その作用点は菌種により異なるが,ペニシリン結合蛋白（PBP）の1(1a, 1bs), 2, 3に親和性が高い |
| メイアクトMS | セフジトレンピボキシル | CDTR-PI | 錠：100mg | 1日3回 | プロドラッグ製剤であり,代謝を受けセフジトレンとなり,抗菌力を示す |
| セフスパン | セフィキシム | CFIX | カプセル：50mg, 100mg<br>細粒小児用：5% | 1日2回 | βラクタマーゼに安定で とくにグラム陰性桿菌に対し優れた抗菌作用を発揮し,その作用は殺菌的である |
| バナン | セフポドキシムプロキセナル | CPDX-PR | 錠：100mg,<br>ドライシロップ：5% | 1日2回 | 腸管壁で代謝され,セフォポドキシムとなり細菌細胞壁の合成阻害によって殺菌作用を示す |
| フロモックス | セフカペンピボキシル塩酸塩水和物 | CFPN-PI | 錠：75mg, 100mg<br>細粒小児用：10% | 1日3回 | 細菌の細胞壁合成を阻害することにより殺菌的作用を発揮する.黄色ブドウ球菌では致死標的といわれているPBP（ペニシリン結合蛋白）1, 2, 3のすべてに高結合親和性を示す |

| 商 品 名 | 一 般 名 | 略 語 | 剤 形 | 投与回数 | 特 徴 |
|---|---|---|---|---|---|
| **注射用セフェム** | | | | | |
| パンスポリン | セフォチアム塩酸塩 | CTM | 注射：250mg，500mg，1g | 1日2～4回 | 細菌細胞壁の合成を阻害．抗菌作用は殺菌的で，最小発育阻止濃度でも殺菌作用を示す |
| フルマリン | フロモキセフナトリウム | FMOX | 注射：500mg，1g（キット：1g） | 1日2～4回 | MRSAに対しても抗菌力を有している |
| セフォペラジン | セフォペラゾンナトリウム | CPZ | 注射：500mg，1g | 1日2回 | 細菌増殖期の細胞壁合成系のうちペプチドグリカン架橋形成を強く阻害し，殺菌的に作用する |
| ベストコール | セフメノキシム塩酸塩 | CMX | 注射：500mg，1g | 1日2回 | 細菌細胞壁の合成阻害．作用は殺菌的である |
| モダシン | セフタジジム水和物 | CAZ | 注射：500mg，1g | 1日2回 | 細菌の細胞壁合成（細胞壁ペプチドグリカン架橋形成）を阻害する |
| ブロアクト | セフピロム硫酸塩 | CPR | 注射：0.5g，1g | 1日2回 | 細菌の外膜透過性に優れ，細胞壁合成阻害により抗菌作用を示し，ペニシリン結合蛋白（PBPs）に対する親和性が高く，殺菌的に作用する |
| ファーストシン | 塩酸セフォゾプラン | CZOP | 注射：500mg，1g（キット：1g） | 1日2回 | 細菌細胞壁の合成阻害による。βラクタマーゼに安定であり，ペニシリン結合蛋白質に対する親和性が高いため細胞壁ペプチドグリカン架橋形成阻害作用が強い |
| **カルバペネム** | | | | | |
| チエナム | イミペネム・シラスタチンナトリウム | IPM/CS | 注射：250mg，500mg（キット：500mg） | 1日2～3回 | 細菌のペプチドグリカン細胞壁の特異的合成阻害により強力な殺菌作用を有する |
| カルベニン | パニペネム・ベタミプロン | PAPM/BP | 注射：250mg | 1日2回 | ベタミプロンは有機アニオン輸送系への親和性が高く，パニペネムの腎への移行を抑制しパニペネムの腎毒性を抑制する |
| メロペン | メロペネム水和物 | MEPM | 注射：250mg，500mg（キット：500mg） | 1日2～3回 | ペニシリン結合蛋白に高い親和性を示し，細菌の細胞壁合成を阻害する |
| **モノバムタム系** | | | | | |
| アザクタム | アズトレオナム | AZT | 注射：500mg，1g | 1日1～2回 | 感受性細菌のペニシリン結合蛋白（PBP）のうち，とくにPBP3に高い結合親和性を有し，細胞壁合成阻害により強い殺菌作用を示す |
| **ペネム系** | | | | | |
| ファロム | ファロペネムナトリウム水和物 | FRPM | 錠：150mg，200mg，ドライシロップ小児用：10% | 1日3回 | 細菌の細胞壁合成阻害により殺菌作用を示す．各種ペニシリン結合蛋白質（PBPs）との親和性は高く，G11とくに細菌の増殖に必須である高分子PBPとの親和性が高い |
| **アミノグリコシド系** | | | | | |
| カナマイシン | カナマイシン硫酸塩 | KM | カプセル：250mg，シロップ：50mg/ml，ドライシロップ：20% | 1日4回 | 細菌の蛋白合成を阻害することにより細胞分裂の増殖のプロセスを阻止し，殺菌的に作用する |
| パニマイシン | ジベカシン硫酸塩 | DKB | 注射：50mg，100mg | 1日1～2回 | 多剤抵抗性の緑膿菌に強い抗菌作用を示す．細菌の蛋白合成を阻害することにより抗菌作用を示し，その作用は殺菌的である |
| ハベカシン | アルベカシン硫酸塩 | ABK | 注射：25mg，75mg，100mg | 1日2回 | 細菌の蛋白合成阻害作用があり，MRSAの算出する各種不活化酵素に安定で殺菌的に作用する |
| **マクロライド系（14員環系）** | | | | | |
| クラリス・クラリシッド | クラリスロマイシン | CAM | 錠：50mg（小児用），200mg ドライシロップ小児用：10% | 1日2回 | エリスロマイシンのラクトン環の6位水酸基をo-メチル化した半合成マクロライド系抗生物質であり，酸に対して安定で胃酸によって分解され難い |

| 商 品 名 | 一 般 名 | 略 語 | 剤 形 | 投与回数 | 特 徴 |
|---|---|---|---|---|---|
| ルリッド | ロキシスロマイシン | RXM | 錠：150mg | 1日2回 | 細菌のリボソームに作用し，蛋白の合成を阻害することにより抗菌作用を示す |

## マクロライド系（15員環系）

| 商 品 名 | 一 般 名 | 略 語 | 剤 形 | 投与回数 | 特 徴 |
|---|---|---|---|---|---|
| ジスロマック | アジスロマイシン水和物 | AZM | 錠：250mg，600mg | 1日1回（3日間） | 細菌の70Sリボソームの50Sサブユニットと結合し，蛋白合成を阻害する |

## マクロライド系（16員環系）

| 商 品 名 | 一 般 名 | 略 語 | 剤 形 | 投与回数 | 特 徴 |
|---|---|---|---|---|---|
| リカマイシン | ロキタマイシン | RKM | ドライシロップ：20% | 1日3回 | リボソームの50Sサブユニットに結合し，蛋白合成を阻害することにより抗菌作用を示すとされている |

## リンコマイシン系

| 商 品 名 | 一 般 名 | 略 語 | 剤 形 | 投与回数 | 特 徴 |
|---|---|---|---|---|---|
| ダラシン | グリンダマイシン | CLDM | カプセル：75mg，150mg | 1日3〜4回 | リボソーム50Sサブユニットに作用し，ペプチド転移酵素反応を阻止し蛋白合成を阻害する |

## テトラサイクリン系

| 商 品 名 | 一 般 名 | 略 語 | 剤 形 | 投与回数 | 特 徴 |
|---|---|---|---|---|---|
| ビブラマイシン | ドキシサイクリン塩酸塩水和物 | DOXY | 錠：50mg，100mg | 1日1〜2回 | 腎不全があっても投与量を変更する必要のない，唯一のテトラサイクリン系の薬剤 |
| ミノマイシン | ミノサイクリン塩酸塩 | MINO | 錠：50mg，100mg，カプセル：50mg，100mg，顆粒：2%，注射：100mg | 1日1〜2回 | 細菌の蛋白合成系において，aminoacyl t-RNAがm-RNA・リボソーム複合物と結合するのを妨げ，蛋白合成を阻止させることにより抗菌作用を発揮 |

## ホスホマイシン系

| 商 品 名 | 一 般 名 | 略 語 | 剤 形 | 投与回数 | 特 徴 |
|---|---|---|---|---|---|
| ホスミシン | ホスホマイシンカルシウム水和物 | FOM | 錠：250mg，500mg，ドライシロップ：20%，40% | 1日3〜4回 | 細胞質膜の能動輸送系によってホスホマイシンが効率的に菌体内に取り込まれ，細胞壁ペプチドグリカンの生合成を初期段階で阻害する |

## ペプチド系

| 商 品 名 | 一 般 名 | 略 語 | 剤 形 | 投与回数 | 特 徴 |
|---|---|---|---|---|---|
| タゴシッド | テイコプラニン | TEIC | 注射：200mg | 1日1〜2回 | MRSAに対して優れた抗菌力を有し，グラム陰性菌に対しては抗菌力は示さない |

## ニューキノロン系

| 商 品 名 | 一 般 名 | 略 語 | 剤 形 | 投与回数 | 特 徴 |
|---|---|---|---|---|---|
| バクシダール | ノルフロキサシン | NFLX | 錠：50mg（小児用），100mg，200mg | 1日3〜4回 | DNAの高次構造を変換するDNAジャイレースに作用し，DNA複製を阻害することにより殺菌的に作用する |
| タリビット | オフロキサシン | OFLX | 錠：100mg | 1日2〜3回 | 細菌のDNAジャイレースおよびトポイソメレースIVに作用し，DNA複製を阻害する |
| クラビット | レボフロキサシン水和物 | LVFX | 錠：250mg，500mg，細粒：10% | 1日2〜3回 | ラセミ体であるオフロキサシンの一方の光学活性S-(-)体のレボフロキサシンを含有するニューキノロン系経口抗菌製剤であり，細菌のDNAジャイレースおよびトポイソメレースIVに作用しDNA複製を阻害する |
| シプロキサン | シプロフロキサシン | CPFX | 錠：100mg，200mg | 1日2〜3回 | DNAジャイレースに作用し，DNA合成を阻害する |

## 配合剤

| 商 品 名 | 一 般 名 | 略 語 | 剤 形 | 投与回数 | 特 徴 |
|---|---|---|---|---|---|
| バクタ | sulfamethoxazole・trimethoprim合剤 | | 配合錠：S400mgT80mg含有，配合顆粒：1g＝1錠 | 1日2回 | スルファメトキサゾールは微生物体内での葉酸生合成を阻害し，トリメトプリムは葉酸の活性化を阻害して抗菌作用を示す |

## ココが知りたい！No.10 項目No.10 浸軟はなぜ悪い？

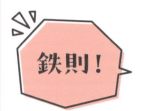

鉄則！ 水多く バリア失ふ 白き皮膚

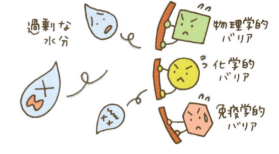

### 3 bare essentials

1. Moist wound healingの概念の広がりに伴い，時に滲出液が過剰となる場合がある．

2. 浸軟した皮膚は不健康な状態であり，褥瘡治療にもマイナスとなる．

3. 褥瘡治療には適切な水分管理が非常に重要となる．

## 浸軟のメカニズムを知ろう！

　浸軟した皮膚が病的状態であり，さまざまなスキントラブルを惹起することは，医療従事者であれば誰しも経験的に習得している事実である．とくにストーマトラブルにおいては，ドライスキンより，むしろ「浸軟」が問題となることも多い．

　そもそも浸軟とは「水に浸漬して角層の水分が増加し，一過性に体積がふやけることで，可逆性の変化である」と定義される（図10-1）．

　あくまでも角層の変化であり，適切な処置により元に戻る変化であることから，その病態生理を理解することが，浸軟した皮膚をうまく制御するための近道である．

### スキル

#### 皮膚のバリア機能

　皮膚の大きな役割の1つにバリア機能があげられる．浸軟した皮膚はこのバリア機能の破綻により，病的状態を惹起する．皮膚のバリア機能には大きく分けて以下の3要素が重要である．

①物理的バリア：角層やタイトジャンクションなど主に表皮の構造が関係する．

②化学的バリア：抗菌ペプチドやリゾチームなど．

③免疫学的バリア：樹状細胞や炎症細胞など．

3つのバリアは，それぞれ独立したものではなく，互いに密接に関係しながら，健康な皮膚を維持している．

図10-1 浸軟する皮膚

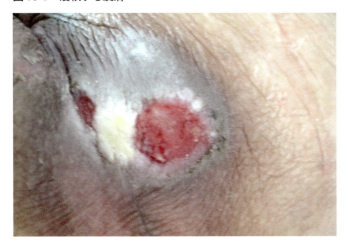

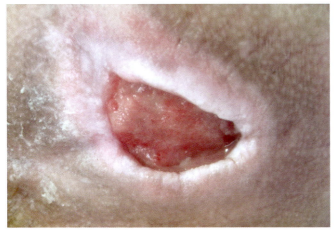

浸軟とは，水に浸漬して，角層の水分が増加し，一過性に体積がふやける可逆性の変化である．

### ①物理的バリアの障害

浸軟した皮膚においては，角質における過剰な水分の存在からバリア機能が大きく障害された結果，病的皮膚に至る．角層における過剰な水分は，自由水という形で角質間に貯留する．

そのため，角層では間隙が拡大することから，通常では角層を通過しない程度の分子量を有する蛋白も，角層を通過することとなる．

また，天然保湿因子の主成分であるアミノ酸などは可溶性

であり，さらに皮脂膜やセラミドも過剰な水の存在により減少し，細胞間脂質の組成にも変化をきたす．

以上の機序から，物理学的バリアが障害される．

### ②化学的バリアの障害

表皮細胞は，抗菌ペプチド，プロテアーゼやその阻害剤を産生している（**図10-2**）．これらは角層において，細菌などに対し化学的バリアとしての役割を担っている．

角層に過剰な水分が存在すると，これらが十分に機能しなくなることから化学的バリアが障害される．

さらに，過剰な水分は皮脂膜にも影響を与え，皮膚表面のpH値に変化を及ぼす．加えて，水分が汗や排泄物であった場合，それらのpHがさらに皮膚表面のpHを変化させてしまうことから，化学的バリアはより影響を受ける．

図10-2　表皮細胞の化学的バリア

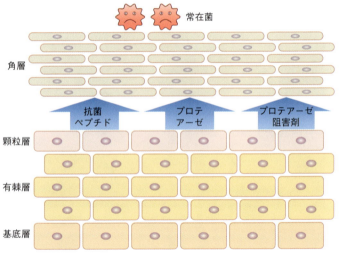

表皮細胞は，抗菌ペプチド，プロテアーゼやその阻害剤を産生しており，これらは角層において，細菌などに対し化学的バリアとしての役割を担う．

### ③免疫学的バリアの障害

表皮に存在するランゲルハンス細胞は表面から侵入する細菌やウイルスなどの異物を認識し，Tリンパ球を活性化させることで遅延型アレルギー反応を惹起する．過剰な水の存在は，異物自体はもちろん，炎症反応にも影響を与えることから，免疫学的バリアを障害することとなる．

浸軟した皮膚は以上の3つの機序を破綻させることで，皮膚のバリア機能を障害し，病的皮膚を形成することとなる．

　浸軟皮膚の治療において，湿潤の原因が汗や排泄物である場合には洗浄による保清が重要である．弱酸性の合成洗剤を用い，愛護的に洗浄する．過剰な水分を除去するために用いる外用薬は水溶性軟膏を用いる．

　水溶性軟膏とは，ポリエチレングリコール（マクロゴール）を主成分とする軟膏であり，ソルベースやカーボワックスといった，さまざまな硬さの軟膏を用いることができ便利であり，この基剤を用いた外用薬には3％ブクラデシンナトリウム（アクトシン）軟膏やヨウ素（ヨードコート）軟膏などがある．

　クリーム基剤の薬剤は，塗布面に水分を与えることになるため，浸軟した皮膚には用いてはならない．

　また，ステロイド軟膏も皮膚表面を乾燥させる働きを持つが，ステロイド自体が局所の免疫能を低下させる働きを有することから，皮膚科医の指導のもと，適切に使用する必要がある．

　浸軟した皮膚では，時に表在性真菌症が発症する．注意すべきは，治療に用いる抗真菌外用薬はほとんどがクリーム基剤であるが，可能な限りアスタット軟膏やルリコン軟膏などの軟膏（油性）基剤を用いるほうがよい．詳しくは姉妹書の『たった"22"項目で学べる 外用療法 改訂新版』（Gakken刊）を参照にされたい．

　また，皮膚の浸軟予防には撥水性クリームを用いることが有用であるほか，最近ではセラミドを含有する外用薬や被覆材が開発されており注目に値する．

## メモ

### 副腎皮質ステロイド外用薬

　副腎皮質ステロイド外用薬には，強さのレベルの応じたランクがあり，適切に使用しなければ思わぬ副作用をもたらす場合がある．

　詳しい使用法は姉妹書『たった"22"項目で学べる 外用療法 改訂新版』(Gakken)をぜひご覧いただきたい．

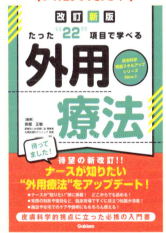

発行：Gakken
判型・ページ数：B5版　136ページ
定価：2,310円（本体：2,100円）

ココが知りたい！ No.11

項目No. 4 | 壊死組織をどうする？

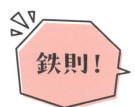

鉄則！ 死んだ皮膚 デブリでなくそう ホトトギス

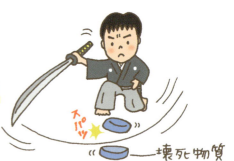

## 3 bare essentials

1. 壊死物質はあくまで生体にとって異物である！

2. 壊死物質は感染を誘発する原因にもなる．

3. 壊死物質は取り除くのが原則である．外科的デブリードマンが最も確実である．

## 皮膚潰瘍における壊死組織とは

壊死とは，物理化学的損傷や血流不全などが原因となり，生体において一部組織が死に至ったまま存在する状態であり，生体に機能的な障害を残す．

細胞レベルにおいては，細胞が周囲環境の悪化による受動的な死に至る過程をネクローシス（necrosis）とよび，それらからなる集塊が壊死組織である．

また，壊死に至らずとも，細胞の性質が変化し正常な生理機能を持たない細胞からなる組織は不活性化組織とよばれ，その体内動態は壊死に準ずる．

皮膚潰瘍における壊死組織は，褥瘡における物理的圧迫に伴う局所虚血や化学熱傷などの化学的損傷，膿皮症などの感染などが原因となる．

これらは必ずしも体表に近い表皮を主体とするとは限らず，たとえば糖尿病における類脂肪壊死は真皮から皮下脂肪組織にかけて起こる．

壊死物質は通常，主に生体の免疫機能により取り除かれる．皮内もしくは皮下に生じた壊死は生体の防御反応から，自然と表皮を通じて生体外に除去される（経表皮排泄機能）．

しかし，褥瘡などの皮膚潰瘍では，広範囲に及ぶ壊死がこれらの機能だけでは修復できない場合も多い．創傷における壊死物質および不活性化組織の存在は，創傷治癒過程において，肉芽形成や上皮化，および創収縮が起こるべき物理的空

間を占有することとなり，創傷治癒を阻害する．

さらに，壊死物質の変成した蛋白は生体にとって異物であり，それを除去するための過剰な免疫反応を惹起するほか，細菌感染の温床になることで，創傷治癒を阻害することとなる．

壊死物質は，極力外科的デブリードマンで取り除くべきである．

図4-1　壊死組織

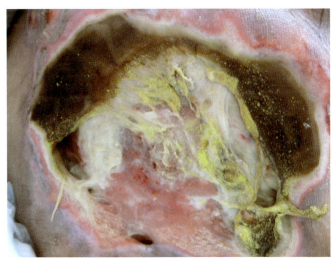

臨床的に壊死組織は，硬い黒色組織もしくは軟らかい黄色組織を呈する．前者をエスカー，後者をスラフとよぶ．黒色のエスカーと黄色のスラフが同居した壊死組織．

 **メモ**

**壊死組織**

壊死組織には黒色のエスカーと黄色のスラフがある．むろん，江の島にあるエスカレーターをエスカーとよぶが，褥瘡とはまったく関係がない．

また，脂肪組織が壊死に陥った場合には，ドロリとした液状を呈する．いずれも創傷治癒にとっては不利な因子であり，極力外科的に除去する．化学的デブリードマンにおいては壊死の種類により方法が異なる場合があり，注意を要する．

オススメしたい！この製品　**ブロメライン軟膏**

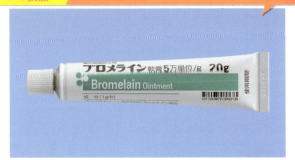

（マルホ株式会社）

化学的デブリードマンを行う際に重宝する薬剤である．ブロメラインは蛋白分解酵素であり，壊死物質を保存的に分解する．パイナップルを食べると口腔内がひりひりする経験をお持ちの方も多いと思われるが，それこそ蛋白分解酵素の力である！

**スキルアップ！**

**熱傷潰瘍に使用可能な新薬！ネキソブリッド**

ネキソブリッド（パイナップル茎搾汁精製物）外用ゲルが近年使用可能となった．本剤は，主にパイナップル茎に含有される酵素をゲルに混合するものであり，深達性Ⅱ度もしくはⅢ度熱傷における壊死組織除去目的に用いられる．ゲルを用時調整するユニークな外用薬である．

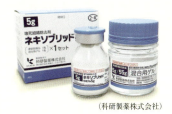

（科研製薬株式会社）

ココが知りたい！ No.12

項目No. 11 | 体圧分散の方法は？

鉄則！ 幅広く身体を支えて圧分散

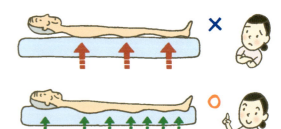

## 3 bare essentials

1. 体位変換は2時間に1度が原則であるが，絶対ではない．

2. 体圧分散寝具は患者の日常自立度に応じて選択する．

3. 最近では，自動で体位変換を行う耐圧分散寝具も市販されており，マンパワーの問題がある場合，利用する価値がある．

### 体位変換と体圧分散寝具を活用しよう！

褥瘡予防のため，体位変換を2時間ごとに行うことが推奨されている（図11-1）．

科学的根拠に乏しいとする見解もあるが，多くの医療機関でベッド上に2時間ごとのスケジュールが貼られているところをみると，経験的にはある程度その有用性が知られているのであろう．もっとも，当然患者ごとに必要な頻度は異なり，1時間で体位変換すべき患者もいれば，3時間あけてもよい患者も存在する．また，誤った体位変換はそれ自体がずれの要因となり，褥瘡を悪化させてしまうことに十分注意する．

一方，体動制限がある患者で，とくに痩せている患者においては骨突出が著明となるため，体位変換を行うだけでは褥

図11-1　2時間ごとの体位変換

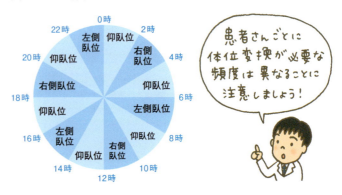

瘡を予防できない場合が多い．

このような場合，適切な体圧分散寝具の使用が求められる．健常者は無意識に寝返りなどで体圧が特定部位に持続集中するのを防いでおり，自ら体圧分散が可能である．

体圧分散とは，文字通り体圧を分散させることであり，つまり体重を軽くするか，接触面積を広くすることによりなされる．

しかし，褥瘡患者にダイエットなどは机上の空論であり，しかも痩せている人に多い事実から，体重を軽くする場面に出くわすことは少なく，褥瘡治療においては後者が重要となる．

体圧分散寝具は，適切な圧力により，マットが体表の凹凸により沈み順応することで，接触面積を拡大することで体圧分散を図るための寝具である．

また，それ以外にも接触部位を変えることでより接触圧を軽減することも可能である．つまり体圧分散寝具の使用に際しては，使用者の骨突出や拘縮，浮腫の有無，その他，個々の身体的特徴を評価（アセスメント）する必要がある．

体圧分散寝具には，静止型と圧切換型が存在する．

静止型とは，使用者の身体がマットに沈みこむことで，体表面積をより広くマットに接触させることで圧分散を図ることができるタイプである．

圧切換型は，身体とマットとの接触部位を自動的に変更する機能を有しており，同一部位にかかる圧を減少させることができるタイプである．

当然，圧切換型がより適応範囲が広いが，価格の問題もあり，とくに在宅における褥瘡診療においては，使用者の自立度に応じた選択が必要となる．

### 骨突出部位

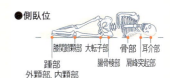
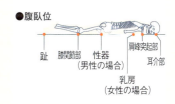

## 1. 静止型マット

【ウレタンフォーム】主に自力体位変換が可能な患者に用いる．ベッドアップが必要な患者であれば，可能な限り厚い（10cm）タイプを用いる．マットによって反発力が異なるため，組み合わせて使用することで，個々に応じた安定感を得ることが可能である．

【ゲル・ゴム】主に自力体位変換が可能な患者に用いる．ずれ力の吸収に優れているほか，耐久性が高いという利点がある．しかし，ある程度厚みがあるとベッド自体が重くなってしま

> **要注意！**
> **自己満足の体位変換にご注意！**
>
> 褥瘡診療において，院内研修会や教育講演では体位変換の重要性が強調される．褥瘡予防のポジショニングの重要性は論を俟たないのであるが，初心者にはこれが大きな落とし穴となる！！！
>
> 体位変換はきちんとした技術で，正しく行わなければ，それ自体が不適切な力学的作用をもたらし，褥瘡を悪化させたり，さらには新たな褥瘡を生み出すことになるのである！　体位変換しているからOK！　と思っても，それは自己満足である場合もあり十分注意したい．可能であれば，優れた耐圧分散寝具を使用することが求められる．

うという欠点もみられる．

【ウォーター】主に自力体位変換が不可能で，ベッドアップを45°以上とする患者に用いる．水の量に応じて耐圧調整が可能であるが，水温の管理や，マット自体の重量が重いなどの欠点がある．

## 2. 圧切換型マット

【エア】主に自力体位変換が不可能で，ベッドアップを45°以上とする患者に用いる．空気の量により，使用者ごとに応じた体圧調整が可能である．

また，多層セル構造のマットであれば低圧保持も可能である．ただし，自力体位変換ができる患者では安定感が得られにくく，不快に感ずることもある．

## 3. 体圧分散寝具の使用上の注意点

体圧分散寝具を用いても，正しい使い方をしなければ，褥瘡の発生リスクは高まるのは当然である．体圧分散寝具が正しく作動しているかを定期的にチェックする必要があり，少なくとも朝夕，就寝前に確認すべきである．

とくにマット内圧に関しては，中指をマットレスの下に差し込み，仙骨部において2.5cm曲げることで骨突出部位にやっと触れるように調整するとよい（**図11-2**）．もちろん，マットレス使用による転落事故などにも十分注意すべきである．

**図11-2　マット内圧**

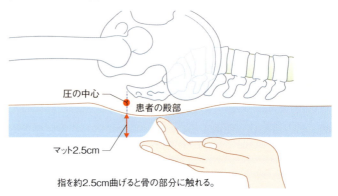

指を約2.5cm曲げると骨の部分に触れる。

マット内圧は，中指をマットレスの下に差し込み，仙骨部において2.5cm曲げたときに骨突出部にようやく触れる程度に調整するとよい．

最近すぐれたマットレスが次々と登場している．代表例を紹介する．

**オススメしたい！この製品**

**マイクロクライメイト ビッグセル アイズ**
**マイクロクライメイト ネクサス アイビー**

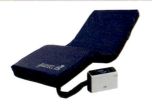
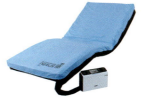

（株式会社ケープ）

**マイクロクライメイト ビッグセル アイズ**

　床ずれ防止の新技術『マイクロクライメイト対応システム』を搭載．旧モデルの約12.5倍の風量にパワーアップした吸引式ファンモーターが，エアマットレス内にこもった熱を吸引して外部に排気．マットレス内部に蓄積していく熱を常に排気して，身体への熱のはね返りを抑え，快適な寝床内環境を作る．3層式エアセルは，仙骨部や踵部などの骨突出部位をピンポイントで優しく包み込み，体圧を分散する．背上げの「角度」と「経過時間」をリアルタイムで液晶に表示可能で，床ずれ対策，食事・経管栄養後の胃食道逆流予防など，背上げ角度と時間管理が必要な場合役立つ機能．

**マイクロクライメイト ネクサス アイビー**

　床ずれ防止の新技術『マイクロクライメイト対応システム』を搭載．旧モデルの約12.5倍の風量にパワーアップした吸引式ファンモーターが，エアマットレス内にこもった熱を吸引して外部に排気．マットレス内部に蓄積していく熱を常に排気して，身体への熱のはね返りを抑え，快適な寝床内環境を作る．背上げ中の身体のずり落ちを軽減する傾斜型2層式エアセルにより，旧モデルより背上げ中の腰部の沈み込みを約10％，骨盤の後傾角度を1/3に軽減．18度の傾斜角度に設計されたエアセルが背上げ時の身体のずり落ちを軽減する．背上げの「角度」と「経過時間」をリアルタイムで液晶に表示可能で，床ずれ対策，食事・経管栄養後の胃食道逆流予防など，背上げ角度と時間管理が必要な場合役立つ機能．

---

**コラム　本書のもう一人の生みの親**

　2013年に神戸市で行われた第15回日本褥瘡学会学術集会において，会長の田中マキ子先生と，その右腕の切手俊弘先生から，「学術集会で褥瘡初心者が，気軽に学会を楽しんでもらえるようなセッションを企画してほしい！」との依頼を受けた．

　早速，内藤亜由美先生に相談し，初学者でも思いっきり楽しめるクイズ形式のワークショップ「バーチャル症例検討　帰れま10（テン）」を企画した．当日は，立見まで出る満員の参加者で，笑いの絶えないワークショップとなった．

　さらに，座長の2人が罰ゲームを受けるなどといった，本来学問を真摯に深めるべき学術大会において，批判覚悟で決行した前代未聞の企画であったが，お叱りどころか，初心者の方々から「楽しかった，褥瘡に興味が湧いた」とのご感想を多々いただいた．また，少なからずいろいろなブログにも取り上げていただいた．この経験から，あえてこの時代に褥瘡診療初心者向けの教本の必要性を痛感するに至り，本書が実現した．本書のもう一人の生みの親は，何を隠そう．このワークショップに参加して下さった皆様である！　今もなお，ほぼ毎年褥瘡学会で続く人気企画となっており，ぜひ皆様もご参加いただきたい．

## 項目No. 12 褥瘡をどう治療する？

**ココが知りたい！ No.13**

**鉄則！** 初心者も学び倣えるガイドライン

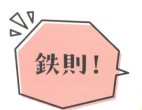
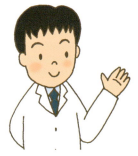
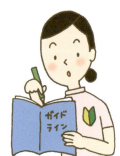

### 3 bare essentials

1. 褥瘡の局所治療には外用薬とドレッシング材が存在する．

2. 褥瘡初心者は，まずガイドラインに従って使用することをおすすめする．

3. 外用薬やドレッシング材には，それぞれの特徴がある．とくに外用薬は，効能に加え水分を吸収するのか，付与するのか，影響がないのかを理解する必要がある．

　ところで，治療を開始するに当たり，まず褥瘡を適切に診断できなければ話にならない．スタートを誤ればあらぬ方向に迷い込み，結果患者に迷惑がかかるだけである．ここでは，まず簡単に褥瘡との鑑別が必要な皮膚疾患の代表例をみてみよう．

### 慢性期褥瘡の鑑別疾患

　慢性期褥瘡の診断は，発症機序を十分理解し，発疹学を熟知し適切にアセスメントすれば比較的容易である．しかし，時に皮膚潰瘍を生ずる疾患との鑑別が必要となる．重要なポイントはあくまで荷重部など好発部位に潰瘍がみられることや，皮疹の時間的な形状変化である．ここでは日常臨床で問題となる主な鑑別疾患を挙げる．

①壊疽性膿皮症

　中年女性の四肢に好発し，紅斑が潰瘍に進展する皮疹を特徴とする．最初の皮疹は小さく，その後急速に遠心性に拡大し，中央に潰瘍を形成する（図12-1）．次第に中心治癒傾向がみられ肉芽形成後，瘢痕を残して治癒する．壊疽性膿皮症の典型的な経過を確認し，診断に至ることが重要である．本症は好中球が関与する皮膚潰瘍である．本症には，大動脈炎症候群，潰瘍性大腸炎，クローン病，関節リウマチなどの合併が多く，必ず基礎疾患の精査を行う．

図12-1 壊疽性膿皮症の臨床所見

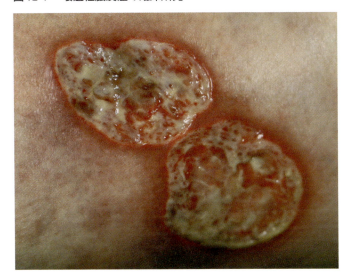

②**末梢動脈疾患**(PAD: peripheral arterial disease)

　末梢動脈の硬化による疾患であり，皮膚潰瘍が生ずる．閉塞性動脈硬化症とほぼ同義と捉えられる．末梢動脈疾患は動脈狭窄や閉塞により局所皮膚が虚血状態となり，初期症状として痛みや間欠性跛行が生じる．さらに重症な虚血状態において，安静時痛に加え皮膚潰瘍が生ずる．またその後，とくに足趾などが壊死に陥る．

③**失禁関連皮膚炎**
　（IAD：Incontinence-associated dermatitis）

　失禁関連皮膚炎は，尿または便への曝露に起因する皮膚損傷を表す用語である．便失禁においては，排泄物中の酵素・細菌などが皮膚のバリア機能を障害する．とくに，腸管での水分吸収が不十分な水様便は，多くの消化酵素を含んでおり，皮膚表面への刺激も強く，時に皮膚潰瘍を惹起する．なお，本概念における"皮膚炎"との用語は，あくまで皮膚における炎症という広義の意味であり，皮膚表在性真菌症までも包括する概念として，皮膚科学が定義する"皮膚炎"とは異なることに注意する．

④**乳房外パジェット病**

　本症は汗腺細胞由来と考えられている悪性腫瘍である．臨床症状は，外陰部，とくに陰茎，陰嚢，陰唇，恥丘を主に侵

し，肛囲，会陰などにも発生する境界明瞭な湿潤やびらんを伴う紅斑局面である．時に色素斑や白斑を伴う場合もある．進行するに従い，皮疹は拡大し隆起性の結節を形成する（パジェット癌）．また所属リンパ節転移をみる．進行すると潰瘍化する．

### ⑤バザン硬結性紅斑

　主として中高年女性の下腿に好発する皮疹である．比較的足の太い人に多く，基盤には循環障害が存在する場合が多い．皮疹は，豌豆大から小鶏卵大までの暗赤色から紫紅色調を呈する浸潤を伴う紅斑である．皮疹は通常左右対側性に多発し，時に融合して巨大な局面を形成したり，脈管に沿って小さな紅斑が連珠状に配列することもある．皮疹は自発痛や圧痛はなく，局所熱感や腫脹も比較的乏しい．比較的慢性の経過をたどり，1〜3か月程度で徐々に吸収されるが，皮疹によっては次第に中央部が壊死を起こし軟化し，さらに潰瘍化する場合がある（**図12-2**）．本症の発症要因として，現在では結核菌またはその代謝産物に対するアレルギー反応によって生じる結核疹とともに局所循環障害など多数の機序が存在するという考え方が一般的である．

### ⑥膿皮症

　皮膚への細菌感染により，皮膚に紅斑，鱗屑，膿疱，びら

図12-2　バザン硬結性紅斑の臨床所見

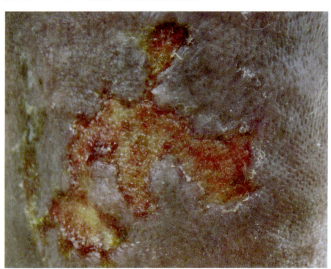

ん，潰瘍などさまざまな皮疹が生ずる．近年，抗生剤の進歩や衛生環境の整備により激減した．

# 正しく診断できたらいざ！　治療！

　現在，わが国にはさまざまな抗潰瘍治療用外用薬が存在するが，それらを使いこなすためには創傷治癒理論とそれぞれの抗潰瘍治療用外用薬の特性を十分に理解し，今その創に最も必要な処置が何であるのかを明らかにする必要がある．たとえば，多目的に使用するために，複数の外用薬を混合する場合もあるが，時に理論的整合性に欠ける組み合わせもある．混合によりむしろ配合変化が生じ，失活してしまう場合もあるため十分注意すべきである．

　近年，DESIGN-R®2020やTIMEなど優れた評価ツールが用いられるようになり，患者ごとによりきめ細かなアセスメントが可能となった．慢性期褥瘡の局所治療は日本褥瘡学会による「褥瘡予防・管理ガイドライン」に従って治療するのが原則である．日常臨床でも褥瘡評価に広く用いられているDESIGN-R®2020でアセスメントし問題を抽出し，それに応じて治療を選択する．慢性期褥瘡の局所療法の選択においては，その発症機序を踏まえ，皮膚の解剖学を理解することが重要である．そのうえで，「浅い褥瘡」と「深い褥瘡」に分けて治療法を選択するとよい．

## ①「浅い褥瘡」の外用療法

　DESIGN-R®2020における「浅い褥瘡d」とは，褥瘡の深さが真皮までに留まる褥瘡を指す．この時期は，創傷治癒理論における「増殖期」にあたり，創傷治癒機転が比較的すみやかに遂行する状態である．「浅い褥瘡d」では創傷周囲に線維芽細胞が豊富に存在する．増殖因子によって線維芽細胞が活性化されると，線維芽細胞は組織欠損部へ遊走し，真皮の細胞外基質蛋白を産生する．ある程度創傷欠損部が充填されると創収縮が起こり創面積は縮小し，さらに治癒が促進され，最終的に表皮角化細胞が表面を覆う．「浅い褥瘡d」の治療の基本は，創面の保護と適切な湿潤環境を保持することで，線維芽細胞や血管内皮細胞の活性化を促すことである．そのため，この場合の治療には，ドレッシング材や創面保護効果を有する油脂性基剤の外用薬が最も適している．

びらん・浅い潰瘍に対しては，ハイドロコロイドを用いる．皮下組織に至る創傷用ドレッシング材のハイドロジェル，ポリウレタンフォーム，親水性ファイバー，親水性メンブランを用いてもよいが保険適用外であることに注意する．

他方，外用薬では，アズノール軟膏や亜鉛華軟膏，亜鉛華単軟膏，上皮形成促進効果をもつアクトシン軟膏，プロスタンディン軟膏を用いる．アズノール軟膏は，抗炎症効果は弱く，むしろ基剤の白色ワセリンの創面保護作用が主作用であると考えられる．古典的外用薬に分類される亜鉛華軟膏は，予めリント布に塗布された製剤（ボチシート）もあり便利である．

水疱は原則として水疱蓋を破らない．巨大な水疱の場合には水疱蓋を穿刺し内容液を除去する場合もある．水疱の場合，ゲンタシン軟膏が用いられる場合があるが，耐性菌の問題から推奨できない．ドレッシング材では，創面保護を目的としてポリウレタンフィルムを用いる．なお，最近では貼付後も創面が確認できるドレッシング材もあり便利である．

### ②「深い褥瘡」の外用療法

DESIGN-R®2020における「浅い褥瘡D」とは，褥瘡の深さが皮下組織から深部に至る褥瘡を指す．この場合，壊死組織の存在や，不良肉芽形成，巨大な創面積，感染による過剰な滲出液，さらにポケット形成など，慢性創傷のさまざまな問題を包括する創面となり，治療に難渋する．

DESIGN-R®2020により創面を適切にアセスメントし，優先される問題点を外用薬により解決する．なお，DESIGN-R®2020は問題項目を大文字で表現し，改善した場合小文字で表現する．本稿ではDESIGN-R®2020の項目順に，ガイドラインを踏まえ臨床現場で比較的入手が容易な薬剤について解説する．

#### ①N→n（壊死組織の除去）

壊死組織除去作用を有するカデックス，ヨードコート軟膏，デブリザン，ブロメライン，ゲーベンクリーム，ヨードホルムを用いる．これらは，外科的デブリードマンを適時併用しながら用いることで優れた効果を発揮する．

カデックスおよびヨードコートは，デキストリンポリマーによる滲出液や細菌などの吸収作用で創面の清浄化し，壊死組織を除去する．ブロメラインは蛋白分解酵素を含有す外用

薬で，線維性滲出物の溶解や滲出液の粘稠度を下げる働きを持つ．

ゲーベンクリームは水分に富んだ基剤であり，乾固した壊死組織の軟化と融解を促すことで外科的デブリードマンが容易になる．

他方，ドレッシング材については，外科的デブリードマンや壊死組織除去作用を有する外用薬の使用が難しい場合には，皮下組織に至る創傷用ドレッシング材のハイドロジェルを用いてもよい．

### ②G→g（肉芽形成の促進）

フィブラストスプレー，ユーパスタを用いる．また，アクトシン軟膏，プロスタンディン軟膏を用いてもよい．

他方，ドレッシング材は，親水性ファイバー，銀含有親水性ファイバー，親水性メンブランを用いる．

肉芽形成が不十分で臨界的定着が疑われる場合には，抗菌作用を有するユーパスタ，カデックス，ヨードコート軟膏，ゲーベンクリームを用いる．ユーパスタは，含有されるヨウ素の抗菌作用により感染抑制とともに，白糖の吸水作用により創面の浮腫を軽減し，線維芽細胞のコラーゲン産生促進効果がある．

ドレッシング材については，銀含有親水性ファイバーなどが適応となるが，実際には外用薬の方が有用性は高い．

### ③S→s（創の縮小）

肉芽が十分に形成され創の縮小をはかる場合には，フィブラストスプレー，アクトシン軟膏，プロスタンディン軟膏，ユーパスタを用いる．

ドレッシング材については，親水性ファイバー，銀含有親水性ファイバー，親水性メンブランなどを創からの滲出液の程度により選択し用いてもよい．

### ④I→i（感染の制御）

褥瘡に感染・炎症を伴う場合，感染抑制作用を有するユーパスタ，ヨードコート軟膏，カデックス，ヨードホルム，ゲーベンクリームを用いる．なお，褥瘡部の消毒に関しては，洗浄のみで十分であり通常は必要ないが，明らかな創部の感染を認め滲出液や膿苔が多いときには洗浄前に消毒を行って

もよい．なお感染制御目的には，一般的にドレッシング材より外用薬の方が有用性は高い．

### ⑤E→e（滲出液の制御）

滲出液については，多い場合には滲出液吸収作用を有するユーパスタ，ヨードコート軟膏，カデックス，デキストラノマーを用いる．

ドレッシング材では，過剰な滲出液を吸収保持するポリウレタンフォーム用いる．

また，滲出液が少ない場合，外用薬は基剤に水分を豊富に含む乳剤性基剤を用いるべきであり，感染創ではゲーベンクリームを用いる．ドレッシング材ではハイドロコロイドが用いられる．

### ⑥P→(-)（ポケットの解消）

ポケット内に壊死組織が残存する場合はまず創面の清浄化を図ったうえで，滲出液が多ければユーパスタ，少なければフィブラストスプレーを用いる．ドレッシング材では，湿潤性のドレッシング材をポケット内に充填する．湿潤ガーゼやジェル，親水性ファイバーが用いられる．

## その他

その他，慢性期褥瘡の治療は，基礎疾患の治療に始まり，栄養，体圧分散，リハビリテーションなど多岐にわたる．この点については他稿や専門書を参照されたい．褥瘡診療は集学的治療の典型であり，医師のみならず，看護師，薬剤師，栄養士，理学療法士，作業療法士，事務職員そして家族まで，患者を中心としたチーム医療でそれぞれの専門的スキルを十分に発揮することが何より重要である．

## コラム　皮膚科医との対話の重要性

　時に「当院の皮膚科医師は，いかなる褥瘡にもゲーベンとユーパスタしか使いませんが，いいのですか？」などといった質問も受け，返答に窮する場面も経験する．

　皮膚科医の名誉のために断わっておくが，かような質問はいかにも皮膚科医がヤブ医者的に見られてしまうものの，選択すべき薬剤がない病院などもあり，ある意味，皮膚科医自ら忸怩たる思いで診療している場合もある．おそらく，看護師側に皮膚科的視点を持っていただければ，より良好な対話が生まれるはずであり，この点も本書の狙いである．

　なお，皮膚科医は褥瘡だけをみていればよいのでは当然なく，「軟膏を使わずアトピーを治してほしい！」とか「副作用がまったくなく，必ず完治するローションをくれ！」などという，神がかり的な多数の患者と日々戦っており，その労力は筆舌に尽くしがたい……（ちなみに外用療法は姉妹書『たった"22"項目で学べる　外用療法 改訂新版』をぜひご一読のほどを！）．

## MEMO

# ココが知りたい！No.14 項目No.18 褥瘡における適切な外用薬の選択は？

**鉄則！** 薬効と基剤を踏まえる外用薬

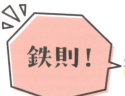
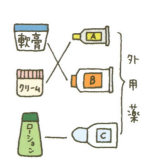

## 3 bare essentials

1. 外用薬は，薬効を示す物質を「配合剤」と，それを保持する「基剤」からなる．

2. 褥瘡治療においては，「配合剤」の働きとともに，「基剤」の滲出液制御への効果を鑑み選択する．

3. ただし，商品名が正確に基剤を表していない場合があり注意を要する．

### 褥瘡治療における外用薬を知ろう！

外用薬には古典的な軟膏とクリーム，ローションがある．一般に使われる化粧品がクリームやローションであるのは，軟膏に比べてべとつかず，使用感がよいからである．

外用薬において薬効を示す物質を配合剤とよび，それを保持する物質を基剤とよぶ．配合剤を「ヒトや荷物」，基剤は「車」と捉えるとよい．軟膏・クリームなど剤形の違いは，この基剤すなわち車の違いである（図18-1）．

褥瘡治療における外用薬の選択は，まず配合剤の違いにより，肉芽形成促進作用を持つものなのか，抗菌作用・化学的デブリードマンに用いるものなのかを選択する．そのうえで，創面の滲出液の状態を鑑み，基剤が水分を創面に付与するのか，影響を与えないのか，それとも吸水性なのかを踏まえ判断する．

図18-1 外用薬の構造

配合薬（active ingredients）＝ヒトや荷物

基剤（vehicle）＝自動車

軟膏は，ワセリンやパラフィンといった油のみでできており，塗ったときにベタベタする．油脂性軟膏とよばれ，創面には水も与えず，吸うこともない．

　クリームは，水と油を界面活性剤により混合したものである．このうち油が主成分で，その中に水が存在するものを油中水型とよぶ．

　他方，水が主成分でその中に油が存在するものを水中油型とよび，加湿効果に優れており，創面に水分を与える．

　代表的な親水クリームは，ゲーベンクリームの基剤として用いられており，乾固した壊死物質に水分を与え，外科的デブリードマンを容易にする．

　このほか，マクロゴール軟膏に代表される水溶性基剤があり，創面を乾かす吸水効果がある．

　褥瘡を有する患者は高齢者が多い．高齢者は生理的変化としてドライスキンに向かいやすくなっており，バリア機能が低下する場合が多い．この場合，褥瘡周囲だけでなく，全身の保湿指導が重用となる．

## スキル

　外用薬の詳細は奥深い．もし，ご興味のある方は，本書と同時発売の拙著『たった"22"項目で学べる外用療法 改訂新版』(Gakken)をぜひご覧くださいませ！

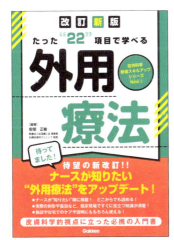

発行：Gakken
判型・ページ数：B5判・136ページ
定価：2,310円（本体：2,100円）

> オススメしたい！
> この製品

**コラージュDメディパワー保湿ジェル**
**コラージュDメディパワー保湿入浴剤**

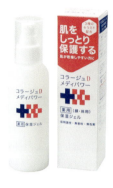
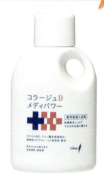

（持田ヘルスケア株式会社）

**コラージュDメディパワー薬用保湿ジェル**
　セラミド2を含む3種のセラミドを配合しながら，高圧乳化法によりナノ粒子まで乳化することで，伸びがよくべとつかないサラッとした使用感を実現．乾燥しやすい皮膚に潤いを与え，しっとり保湿する．

**コラージュDメディパワー保湿入浴剤**
　浴槽に入れてつかるだけで，乳化した油性成分が皮膚表面に付着し，全身をしっとりすべすべに保つ．皮膚に付着しやすいよう，乳化粒子径にこだわって製剤化を実現．体が温まることでかゆみを助長しやすくなるため，温熱成分は配合していない．子どもから高齢者まで使用できる．滑りやすくなるため，転倒事故に注意する．

> オススメしたい！
> この製品

**TENAバリアクリーム**

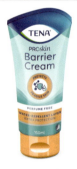

（ユニ・チャーム メンリッケ株式会社）

　オムツ部など，失禁により浸軟しやすい部位などに使用する保護剤．ワセリン，グリセリンなどを配合したTENAバリアクリームを朝晩の清拭時やパッド交換時などにうすく伸ばすように塗布する．水様便が続く場合などは，2～3時間毎に使用すると効果的である．

### オススメしたい！この製品　リモイスパッド

（アルケア株式会社）

　最近では，スキンケア製品として貼付するタイプの製材が多数開発されており，圧分散の観点から褥瘡予防的効果も高い．ただし，ドレッシング材ではないため，創面に使うものではない．たとえばリモイスパッドは，基材の高すべり性とハイドロコロイド材の皮膚保護性を組み合わせた局所用粘着パッドであり，ヒト型セラミドを含有することで，皮膚の生理機能回復の効果に優れている．ドレッシング材とは区別して使用したい．

### オススメしたい！この製品　コラージュDメディパワー保湿ハンドクリーム

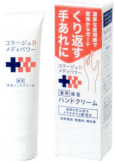

（持田ヘルスケア株式会社）

　濃厚な使用感で，しっとり感が持続するハンドクリーム．肌あれ防止成分トラネキサム酸配合で，あれやすい手を保護する．肌のバリア機能を補うセラミド2などを配合し，ヒアルロン酸，コラーゲンなどの保湿成分が肌にうるおいを与える．基剤は親水クリームを使用している．配合剤だけでなく，基剤の作用で保水力に優れるハンドクリームである．

## ココが知りたい！ No.15 項目No.20 ドレッシング材の使い方

**鉄則！** 被覆材 基剤と同じに考える

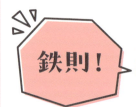
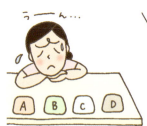
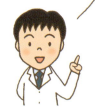

### 3 bare essentials

1. ドレッシング材の選択も，外用薬の基剤同様，滲出液をアセスメントしたうえで選択する．

2. ドレッシング材は，手軽に創面を覆うことが可能で，ズレ力の軽減にもつながる．

3. 銀含有製剤などは感染に対しても有用性が高く，使いこなしたい治療手段である．

---

褥瘡治療においては，外用薬と並んでドレッシング材も有力な治療手段となる．それぞれの製材に特徴があり，十分理解したうえで用いる．感染の問題から考えても，比較的浅い創に用いると有用性が高い．また，アルギン酸塩などは深い創においても優れた効果を発揮する．

ただし，理解しておくべきは，ドレッシング材は外用薬に置き換えるとあくまで「基剤」と理解されるものであり，創傷治癒を促進する増殖因子などを積極的に含むものではないことを念頭におく必要がある．反面，創面を被覆することで，ズレ力を軽減する作用を有することは大きな利点である．

## ドレッシング材の種類と効果

### ①ハイドロコロイド

ハイドロコロイドは創部に固着することなく湿潤環境を維持する．創部の乾燥によって生じる痂皮の形成を防ぎ，創部の湿潤環境によって表皮細胞の遊走を促進し，治癒を促す．

また，ハイドロコロイドは創部を閉鎖し，露出した神経末端が空気に曝されることを防ぐ．これによって，浅い創傷に特有なヒリヒリする疼痛を軽減することができる．

### ②ハイドロジェル

ハイドロジェル（グラニュゲルなど）は，湿潤環境を維持して肉芽や上皮の形成を促進するとともに，すみやかな冷却効

果により炎症を軽減して疼痛を軽減する．

　また，透明なので創面の観察が可能である．

### ③ポリウレタンフォーム

　ポリウレタンフォーム（ハイドロサイトなど）は，自重の約10倍の滲出液を吸収し，適切な湿潤環境を維持して肉芽や上皮の形成を促進する．ドレッシング材の溶解や剥落による創部の残渣がない．

　また，創部接触面は非固着性ポリウレタンネットのため，創面からずれても形成された上皮の剥離を起こしにくい．

### ④アルギン酸ドレッシング

　アルギン酸ドレッシング（ソーブサンなど）において，アルギン酸塩は自重の10～20倍の吸収力がある．多量の滲出液を吸収しゲル化し，創面に湿潤環境を維持することにより治癒を促進する．

　また，創部との接触面でアルギン酸塩中のカルシウムイオンと血液・体液中のナトリウムイオンの交換が起こり，カルシウムイオンは濃度勾配により毛細血管内に拡散する．これにより止血作用が得られる．

### ⑤ハイドロファイバー

　ハイドロファイバーは，自重の約30倍の吸収力がある．アルギン酸塩の約2倍の水分保持力を持ち，治癒に最適な湿潤環境を長期間維持して肉芽形成を促進する．吸収した滲出液の横方向への広がりを抑え，創周囲の健常皮膚の浸軟を防止する．

　また，銀含有ハイドロファイバーは細菌などを含む滲出液を内部に閉じ込め，創部への逆戻りを抑える．この状態で銀イオンが放出されるので，滲出液に含まれた細菌を迅速かつ効率的に抗菌することができる．

### ⑥ハイドロポリマー

　ハイドロポリマー（ティエールなど）は，親水性のポリマーとそれを覆う粘着性のカバー素材の2層でできており，吸水性に優れる．

　滲出液を吸収すると，ポリマーが膨張することで，創面の形状に合わせて接着する．

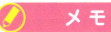

### メモ

**費用対効果**

　海外のガイドラインにおいては，ドレッシング材の選択において「費用対効果のあるドレッシング材を選択する」ことが推奨されている．

　これはドレッシング材の単価のみならず，「処置に要する時間」や「労力」，「簡便性」などを考慮することが重要とする考えである．

### ムダ知識!!

　ソーブサンは，褥瘡で使われるが，ソーブセンはJR東日本の三鷹⇔千葉間の各駅停車の電車である．黄色の帯を巻く．ただし，本来の総武線は総武本線のことであり，東京⇔銚子間の路線である．

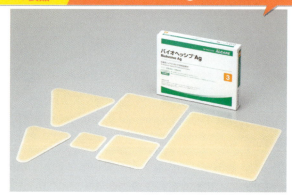

**オススメしたい！この製品　バイオヘッシブAg**

（アルケア株式会社）

ハイドロコロイドが創面の滲出液を吸収・保持し湿潤環境を維持するとともに，ハイドロコロイドに含まれているスルファジアジン銀が抗菌効果を発揮し，創面の環境を良好に保持する．

---

**コラム　リアルセミナーで"聴く"発見を！**
**〜「誰も教えてくれなかった外用療法**
**　─水虫から褥瘡まで」(学研ナーシングセミナー)が復活!?**

　学研ナーシングセミナーから飛び出した本書の企画．筆者の安部正敏先生の講義は他のセミナーとはひと違う！　受講者全員にお持ち帰りいただく試供品の数々と講義最後の豪華賞品付き確認テスト，いやクイズ！　これまでにない斬新な講義形式で，満足度No.1のセミナーは満員御礼も珍しくありません．

　でも，本当の特色は安部先生が参加者一人ひとりのご質問に必ず答えること（だから，本書と姉妹書『たった20項目で学ぶ　外用療法』ができたのです！）．安部先生の強いご希望で，参加者との対話のため，あえて定員を制限しています（だからほとんどキャンセルなし！　キャンセル待ちをされたことのある方，本当に申し訳ございません）．

　ここでは，本セミナーに寄せられたご感想を一部ご紹介しましょう．

**Aさん（療養型病棟勤務，ナース歴20年）**
　このセミナーに参加しようと思ったきっかけは，入院患者さんは高齢者が多く，皮膚のトラブルも日常的にあり，皮膚科医もおらず，何とか自分たちですこしでも皮膚トラブルに対応できるようになりたい！　と思ったから．
　実際に講師の安部正敏先生の講義を受けてみて，今まで自分たちが悩んでいたことをすっきりと解説してもらえ，さらになぜそうなるのかということまでわかりやすく説明をいただけました．どの講義も実践ですぐに使っていけそうなことばかりで，受講料以上の学びがあるセミナーでした．

私は看護師資格を取って20年になりますが，出産・子育てでブランクがあり，3年ほど前から今の施設で再就職したこともあり，こうした基礎から応用までをきっちり，そして楽しく学べる場は復職ナースにとっても強い味方です！

**Bさん（総合病院慢性期病棟勤務，ナース歴6年）**

　私の勤務先には皮膚科の医師やWOCナースがおらず，患者さんの皮膚トラブルへの対応もほとんどできていなかったため，何とかしないと，と思ったのが本セミナーに参加したきっかけです．

　本セミナーは，なんといっても魅力は講師の安部先生のトークの面白さ！　難しい皮膚の基礎知識も工夫を凝らした例えで，スイスイ頭に入っていきます．

　さらに，講義内容のほかにも，さまざまなメーカーさんのサンプルがこれでもかっ！というほどお土産にいただけます♥　また，各講義終了前に「知識の確認！」といったクイズがあり，正解者にいただけるプレゼントも豪華!!

　お値段以上！　間違いなし，の楽しく学べるセミナーです．また"Live"で参加したいです！　ぜひ復活させてください！

＊

　コロナ禍にて，本セミナーは少々お休みしていましたが，復活を望む声が編集部にたくさん届いております．本セミナー復活に向け，編集部一同動いていますので，しばしお待ちを！

（文責：Gakkenメディカル出版事業部）

## ココが知りたい！No.16
## 項目No.13 ラップ療法をどう考える？

**鉄則！** 初心者はヒトは包まず食品を

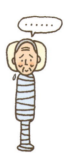
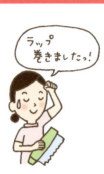
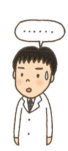

### 3 bare essentials

1. ラップ療法はMoist wound healingに則った優れた治療法である．

2. ただし，創傷治癒理論に精通し，褥瘡診療において多くの実践経験を持つ医師が，患者とのインフォームド・コンセントの下に，自らの責任で行うべき治療である．

3. ラップそのものにも「食品包装用以外には使用禁止」と企業が明記しており，初心者は安易に行うべきではない．

### ラップ療法は「十分な経験」と「インフォームド・コンセント」

　創傷治癒学において，湿潤環境下の創傷治癒（moist wound healing）はすでに皮膚潰瘍治療理論のコンセンサスである．しかし，在宅における創傷治療では，医療用に認可を受けた創傷被覆材が比較的高価であり，さらに保険適用が3週間であるという問題がある．

　こうした背景から，在宅現場などを中心に安価ないわゆる「ラップ療法」が急速に広まった．

　ラップ療法とは「食品用ポリエチレン薄膜を用い，創面の適切な湿潤環境を維持する治療法」と位置づけることができる．

　理論上，moist wound healingに合致する治療法であるが，知識と経験に乏しい医療者による不適切使用が学会レベルで報告され問題化した．その結果，肯定派と否定派が学会で激しく対立し，医療現場に混乱を招く事態となった．

　適切な医療資源の活用が困難な在宅の現場では，頻回の診察が困難であるため，ラップ療法による感染症誘発などの副作用が大きな懸念材料となる．

　さらに，創傷治療に不慣れな医療従事者が，経済的側面を重視するがあまりラップ療法に過信をおく場合もあり，慎重にならざるを得ないのは当然である．

図13-1 ラップ療法

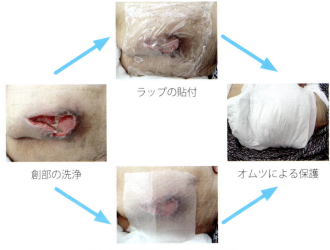

ラップ療法は，ラップもしくは穴あき台所用ポリエチレン袋がドレッシング材として用いられる．創面の洗浄後，ラップもしくは穴あき台所用ポリエチレン袋を貼付し，オムツなどで保護を行う．

　ラップ療法には2種類あり，ラップと穴あき台所用ポリエチレン袋がドレッシング材として用いられている（図13-1）．

　近年，穴あき台所用ポリエチレン袋と同様の効果を期待して，一般医療機器（モイスキンパッドなど）が発売された．本材は医療材料であることから，ラップに比較し価格は高価であるが，ラップ療法の大きな問題点である非医療材料という点はクリアされた．

　ラップ療法の実際の手順は，創面の洗浄の後，創面を十分に覆うことができるラップもしくは穴あき台所用ポリエチレン袋を貼付し，オムツなどの吸水性用具で保護を行う．

　ウェットドレッシングを開始すると滲出液が増えるが，ラップ療法では過剰な滲出液が創面から排除され，適切な湿潤環境が保持される．このため，適応の時期の選択は極めて重要である．

　ラップ自体には感染制御作用はないため，ラップ療法は，肉芽形成促進や上皮化促進目的に用いるべきである．

　ラップ療法を行う場合は，①適切な時期の見極め，②必要十分なインフォームド・コンセント，③自らの責任での安全な治療の実践，以上3点が必要である．

　むろん，医療従事者としての創傷治癒理論の熟知と，最新情報の把握が大前提であろう．

## メモ

### ガイドラインでのラップ療法

　日本褥瘡学会および日本皮膚科学会による褥瘡治療ガイドラインには，ラップ療法に関する記載がある．ともに推奨度C1で，ラップ療法自体は否定された治療ではない．ラップ療法は，適切な時期に創傷治療に関する十分な知識と経験を持つ医師が，患者・家族に対し十分なインフォームド・コンセントを得たうえで行うべき治療法であるとされている．

## ムダ知識!!

### 穴あき台所用ポリエチレン袋

　100円ショップでも手軽に手に入る穴あき台所用ポリエチレン袋はほとんどが中国製であった．中国製が悪いとは限らないが，ニセドラ●もんや，ニセミッ●ーマウス，ニセふ●っしーなど著作権もどこへやらである．もっともこれらは日本で売られているものばかりであり，本書の中国訳バージョンなんて出てくれれば……．

| コラム | **ラップの種類** |

褥瘡に用いるか否かはもとより，ラップがこの世になければ，現代の食生活は成り立たない．ちなみに，アナタはどのラップをお使いだろうか？　また，一口にラップといってもさまざまな種類があるのを御存じだろうか？（**表1**）．

大手メーカーの優れた製品から，100円ショップのそれまで幅広い．実は，食品用ポリエチレン薄膜はその種類により大きく性質が異なるのである！（**表2**）

おそらく食品に用いる際も，あまり気にすることなく使用していると思われる．物事はこれだけ奥深いものであり，医療現場には，絶えず検証すべき事柄があふれかえっているのである．

ちなみに筆者のお気に入りは，当然大手の★ランラップである．

**表1　食品用ポリエチレン薄膜**

| | |
|---|---|
| ポリエチレン | サランプレミアムラップ（ダウケミカル）<br>ハイラップ（三井化学ファブロ）<br>NEWローズラップ（シーアイ化成）<br>ポリラップ（宇部フィルム） |
| ポリ塩化ビニリデン | サランラップ（旭化成ケミカルズ）<br>NEWクレラップ（クレハ）<br>ダイアラップ（三菱樹脂） |
| ポリ塩化ビニル | リケンラップ（理研テクノス）<br>ヒタチラップ（日立化成フィルテック）<br>ポリマラップ（信越ポリマー）<br>デンカラップ（デンカポリマー）<br>NEWラップ（三井化学ファブロ） |
| ポリメチルペンデン | フォーラップ（理研テクノス） |
| ポリエチレン＋ポリプロピレン | リードラップ（ライオン） |
| ポリエチレン＋ナイロン | ビューラップ5（日立化成フィルテック）<br>ワンラップ（日本紙パック） |

表2 食品用ポリエチレン薄膜（ラップ）の種類と商品名およびその特性

| 特性(単位) | ポリエチレン | ポリ塩化ビニリデン | ポリ塩化ビニル | ポリメチルペンテン | ポリエチレン+ポリプロピレン | 測定方法など |
|---|---|---|---|---|---|---|
| 主な商品名 | サランプレミアムラップ（ダウケミカル）／ポリラップ（宇部フィルム）／ハイラップ（三井化学ファブロ） | サランラップ（旭化成ケミカルズ）／NEWクレラップ（クレハ）／ダイアラップ（三菱樹脂） | リケンラップ（理研テクノス）／ポリマラップ（信越ポリマー）／NEWラップ（三井化学ファブロ） | フォーラップ（理研テクノス） | リードラップ（ライオン） | |
| 厚み(μm) | 10 | 11 | 8 | 10 | 10 | JIS準拠 |
| 酸素ガス透過度(cc/m²-day・atm) | 13,000 | 55 | 15,000 | >50,000 | 20,000 | ASTM規格準拠(23℃, 65%RH) |
| 透湿度(g/m²-day) | 30 | 12 | >150 | >150 | 45 | ASTM規格準拠(38℃, 90%RH) |
| 耐熱温度(℃) | 110 | 140 | 130 | 180 | 150 | 東京都消費生活条例の品質表示実施要領 |
| 耐冷温度(℃) | -60 | -60 | -60 | -30 | -60 | 東京都消費生活条例の品質表示実施要領 |
| 引き裂き強さ(cN) | 150 | 4 | 30 | 10 | 450 | ASTM規格準拠(横方向, 23℃) |

ココが知りたい！ No.17 　項目No. 14

# 進化する陰圧閉鎖療法

**鉄則！** 陰圧で治癒が進むよ 3週間

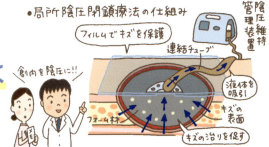

●局所陰圧閉鎖療法の仕組み

## 3 bare essentials

1. 陰圧閉鎖療法は肉芽形成促進において優れた治療法であり，有用性が高い．

2. 小型の機械も開発され，使用しやすくなり，患者のQOL向上に寄与する治療法である．

3. 感染の存在や壊死物質の存在など，適応を見極めて使用したい．

## 陰圧閉鎖療法を知ろう！

　創面を陰圧にして，創傷治癒促進を図る治療法を局所陰圧閉鎖療法とよぶ．わが国においては，最初にKCL社によるVAC ATS治療システム（以下VACと略）が使用可能となり，症例により優れた効果が得られるようになった．その後，数社から同様の機器が医療現場に導入され，外来通院で使用可能なものまで登場した．

　しかし，わが国では，本治療法が認可される前からドレッシング材やチューブあるいはパウチを用いた自家製器具による陰圧閉鎖療法が広く行われており，VACの保険適用期間も限られることから，今なお医療現場では自家製器具による陰圧閉鎖療法も選択肢の1つになっていると考えられる．

## 1. 陰圧閉鎖療法の適応

　陰圧閉鎖療法の適応は，「既存治療に奏効しない，あるいは奏効しないと考えられる難治性創傷」とされ，具体的には，①外傷性裂開創，②外科的手術後離開創，③四肢切断端開放創，④デブリードマン後の皮膚欠損創である．
　④により褥瘡の治療にも用いられるが，感染の有無など，適応の有無を慎重に見極めなければならない．筆者は，感染創はもちろん，壊死組織が大部分を占める創面には用いないようにしている．

## 2. 陰圧閉鎖療法の具体的手順

陰圧閉鎖療法の具体的な手順をVACを例に以下に示す.

①創面を十分に洗浄した後, 出血がないことを確認する.
②専用フォームを適当な大きさにカットし, 創面に充填させ, その上を専用ドレープで固定する.
③部位によってはフォームを創面から固定が容易な他部位へ伸ばし, パットを貼りそれから伸びる連結チューブを本体に接続する (**図14-1**).
④フォームの交換は, 通常48〜72時間ごと, または週3回程度行うが, 感染徴候がみられた場合にはこの限りではない. 原則保険適用は3週間である.
⑤陰圧は50〜200mmHgの間で25mmHgごとに設定でき, 通常125mmHgが基本となる. しかし, 疼痛が激しい場合や出血の危険がある場合, または周囲皮膚が脆弱な場合には75mmHg程度に下げる.

なお, 陰圧は連続してかけることが可能であるほかに, 間欠的にかけることも可能である.

### メモ

著者のクリニックには, 皮膚排泄ケア認定看護師などを経由して難治性褥瘡患者が紹介される. この場合, 特にポケットを有する褥瘡を中心として陰圧閉鎖療法を行っている.

当院ではスミス・アンドネフュー社のPICOを使用している. この機械は陰圧閉鎖療法専用機器が極めて小型であり, 滲出液は創面に直接接着するドレッシング材により吸収する (**図14-2**).

外来通院患者においても日常生活レベルを落とすことなく治療が可能である. 原則週2回の交換が必要であるため, クリニックにその都度来院を指示し, 必ず創面を観察しながら交換している.

**図14-2 PICO**

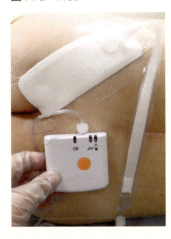

**図14-1 陰圧閉鎖療法**

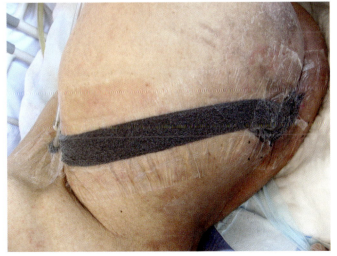

専用フォームを適当な大きさにカットし, 創面に充填させ, そのうえをドレープで固定する.

## 3. 自家製器具による陰圧閉鎖療法

医療現場では，コストや保険適用期間の問題から，依然として自家製器具により治療される患者が存在することが予想される．両者とも創面を陰圧にして加療することで，滲出液を排除し，細菌を減少させ，さらに潰瘍部の空間を陰圧で引き寄せることから効果を呈する．

基本原則は同じであり，自家製器具による陰圧閉鎖療法も一定の治療効果が期待できるが，感染の問題もあることから経験を有する医師が適切に使用すべきである．

自家製器具を用いた陰圧閉鎖療法は，各施設で工夫して行っているのが実情であるが，時に市販の未滅菌スポンジなどを用いている場合もあり，自家製器具の是非の議論が分かれるところである．

VAC導入以前，著者は次のような手順で陰圧閉鎖療法を行っていた．

まず，電気メス等を用い，ポケットの開放することが前提である（**図14-3**）．その後，以下の①〜③の手順で行う．

①ガーゼを創面に充填し，ポリウレタンフォーム材で覆う．
②吸引チューブを創面ほぼ中央に留置し，十分な広さのフィルムで密閉する（**図14-4**）．その際，吸引チューブ出口は義歯安定剤によりエアリークを防止する．
③チューブを吸引機器に接続し，エアリークの有無を確認し，治療を開始する．

なお，チューブを固定する際，折り返しを作成することで義歯安定剤を用いることなくエアリークを防止する方法もあり，これらは看護師などスタッフの慣れや好選性により決定すればよい．

重要なことは治療にあたるスタッフが，陰圧閉鎖療法の理論に精通し，手技に十分慣れることであろう．

#### 図14-3 ポケットの開放

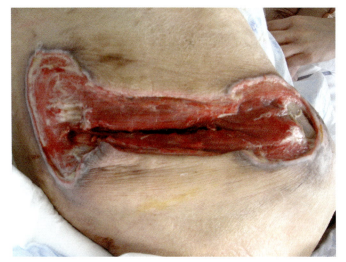

まずは電気メス等を用い，ポケットの開放をする．

#### 図14-4 創の密封

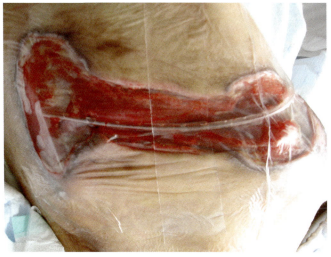

吸引チューブを創面ほぼ中央に留置し，十分な広さのフィルムで密閉する．写真は吸引チューブを見やすくするため，あえてガーゼを充填していない．

## 項目No. 15　洗浄，そして消毒

ココが知りたい！No.18

**鉄則！** 感染創時に必要　消毒も

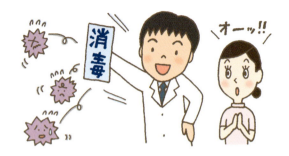

### 3 bare essentials

1. 基本的に，褥瘡ケアでは洗浄が重要であるが，感染創には消毒を加えることも大きな意味がある．

2. 石鹸の使用は，時に脆弱な皮膚においてマイナスとなることもあり，弱酸性石鹸などを選択することが望ましい．

3. 褥瘡においては創面のみではなく，周囲皮膚の洗浄ケアも重要である．

### 石鹸のメカニズム

　褥瘡ケアにおける洗浄の重要性は論を待たないが，その方法が重要である．石鹸は界面活性剤からできており，厳密には脂肪酸ナトリウムと脂肪酸カリウムのみを石鹸とよび，それ以外を合成洗剤とよぶ．

　界面活性剤は，親水基と親油基が結合したもので，通常は混ざることのない水と油を結合させる（**図15-1**）．

　厳密な意味で，JIS規格の石鹸のpHは9〜11であり，皮膚表面のpHを大きく狂わせてしまう（**図15-2**）．

　通常の健康な皮膚の場合，石鹸により一過性にアルカリ性に傾いたところで皮膚はすみやかにpHが回復する．これを皮膚の緩衝作用とよぶ．

図15-1　界面活性剤

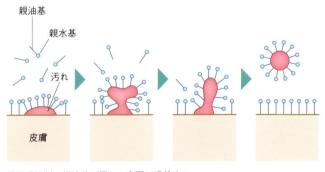

界面活性剤は親油基が汚れの表面に吸着する．

図15-2 石鹸とpH

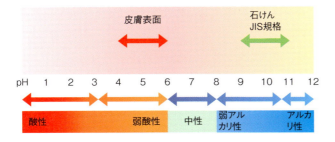

また，皮膚表面の皮脂や汗などは酸性物質であり，石鹸はこれらにより大部分の界面活性作用を失うことから，さらに皮膚表面へのダメージは少なくなる．

しかし，高齢者の皮膚はその生理的特徴からもともとアルカリ側に傾いているため，石鹸で洗浄した場合，皮脂などが少ないため弱酸性に戻りにくい．この観点から，最近では弱酸性ながら十分な洗浄効果を持ち，かつ皮膚表面の脂質膜に影響を与えない合成洗剤が開発されており，高齢者などのバリア機能が低下した皮膚には使用する価値がある．

## 石鹸での洗浄方法

洗浄は，合成洗剤を適量とり，十分に泡立てたうえで患部を愛護的に洗浄する．その後，十分な水ですすぐことが重要である．わが国の水道水は品質が高く，微温湯で十分である．

なお，創面のみでなく，周囲皮膚が汚染されている場合，表皮細胞などの増殖能などを抑制することがあるので，周囲皮膚の清潔保持も十分配慮すべきである．

一方，褥瘡ケアにおいて消毒は不要という論議があったが，最近はその考え方も変化しつつある．日本皮膚科学会ガイドラインでは，消毒について「慢性皮膚創傷に対して，創面をどのように消毒すればいいのか？」という項目があり，「一般に浅い皮膚潰瘍では消毒は必要ない．深い皮膚創傷でも，感染が成立していなければ消毒による除菌にとらわれることなく洗浄がすすめられる．

しかし，感染に移行しつつある状態や感染が成立した状態では，多少の組織障害が生じるとしても消毒を行い，感染を抑えることが必要である」と記載されている．

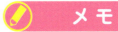

### 界面活性剤の作用

界面活性剤は，以下の4つの作用により，汚れを落とす．
①浸透作用：水に界面活性剤を加えると，界面張力が下がり，水が浸入しやすくなる．
②乳化作用：油が界面活性剤の分子にとりかこまれ，小滴となる．
③分散作用：界面活性剤を加えると，細かな粒子になり，水中に散らばる．
④再付着防止作用：界面活性剤を加えると，汚れは再付着しなくなる．

感染創では，当然細菌の存在により，過剰な蛋白分解酵素などが高濃度に存在するため，細菌数を減らすために消毒は有効である．

消毒，洗浄に関しては，画一的なものではなく，その患者の創面をアセスメントしたうえで，個々に対応すべきであろう．

## メモ

近年，皮膚科学理論を踏まえた洗浄製品が多数市販されている．ここではニキビなど病態に応じて使い分けが可能な製品を紹介する．

### スキンピールバー AHAマイルド

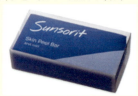

（サンソリット株式会社）

角質ケア成分AHAを配合したピーリング石鹸ビギナーの方におすすめの石鹸．

### スキンピールバー AHA

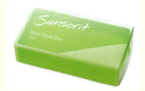

（サンソリット株式会社）

角質ケア成分AHAを配合した普通肌・脂性肌の方向けのピーリング石鹸．

### スキンピールバー ティートゥリー

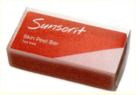

（サンソリット株式会社）

毎日の洗顔でニキビ予防に効果的．角質ケア成分AHA1.0％，ティートゥリーオイル配合．

### スキンピールバー ハイドロキノール

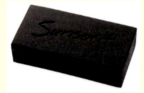

（サンソリット株式会社）

角質ケア成分AHA・BHAに加えハイドロキノンを配合．色素沈着に効果的．

## スキル

### 水不要な洗浄剤

最近では洗浄においてもさまざまな製品が出ており，いろいろな場面に応じて使用が可能である．たとえば水なしで十分な洗浄ができる製品など，震災に備えるべきわが国では有用性が高い．

筆者は，東日本大震災の被災地にボランティア診療に参加したが，断水している家庭での在宅褥瘡患者の創面洗浄は大変な苦労であった．そこで，リモイスクレンズを持参し，プレゼントしてきたが大いに喜ばれた．

余談であるが，被災地の褥瘡ケアにおける看護師の力は，それはそれは素晴らしいものであった．自ら被災者である看護師は，自己犠牲のもと，献身的に患者をケアしていた．この国を救うのは看護師なのであろう．

### オススメしたい！この製品　コラージュフルフル泡石鹸，コラージュ フルフル液体石鹸

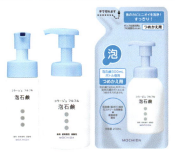
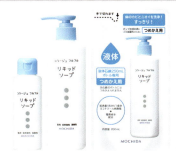

（持田ヘルスケア株式会社）

　在宅現場などでは，容易に抗真菌薬を処方して使用することが不可能であり，実際この点を悩む看護師も多い．当然，医師がきちんと真菌症を診断し，薬剤を処方してくれればいいのであるが，実際皮膚には無頓着な他科の医師も多いと聞く．このような場合，OTCで有効な製品が抗真菌薬を含有する製剤である．

　コラージュフルフル石鹸は，細菌に対しトリクロサン，真菌に対しミコナゾール硝酸塩を配合した石鹸であり，IAD予防のための陰部洗浄や褥瘡周辺部位の洗浄，その他，フットケア，ストーマ周辺部位，PEG，腹膜透析出口部分の洗浄，顔面脂漏性皮膚炎の清潔保持，カンジダ菌・癜風菌・白癬菌感染が考えられる陰部以外全身の清潔保持に使用可能である．

### オススメしたい！この製品　コラージュフルフルネクストシャンプー＆リンス

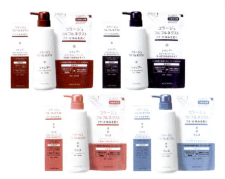

（持田ヘルスケア株式会社）

　コラージュフルフルネクストシャンプー＆リンスはフケ・かゆみおよび脂漏性皮膚炎，頭部湿疹患者の清潔保持．それに加え，尋常性乾癬患者の清潔保持に有用性が高い．実は筆者の専門の一つに乾癬がある．尋常性乾癬とは表皮のターンオーバーがわずか3日間に亢進するという皮膚疾患で難治性であり，整容的観点から患者の生活の質が大きく低下する．本症患者も，コラージュフルフルネクストシャンプー＆リンスを使用している場合があり，結構好評である．

　なお，ヤブ医者を自覚している著者は，少しでも患者の気持ちを知ろうと，コラージュフルフルネクストシャンプー＆リンスを愛用している（かようなことを書くと，発売元の持田ヘルスケア株式会社が喜んで，タダでこれらをプレゼントしてくれそうであるが，著者はそのようなことを期待している訳ではない訳でもない☞冗談です！）．

## オススメしたい！この製品　リモイスクレンズ

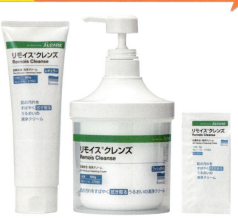

（アルケア株式会社）

　天然オイルで汚れを浮き上がらせ，拭き取るだけで皮膚の保清が図られる．保湿剤が配合されており，これだけでもバリア機能の改善が図られる．

　筆者は，先の東日本大震災の際に，被災地支援に出かけたが，断水した家庭が大部分であった．当然水は貴重品であり，飲料用として使用しなければならない．本剤を無償提供したところ，大変喜ばれた．

| コラム | **褥瘡診療において使用頻度が高い消毒薬** |

　ポビドンヨードは結核菌，ウイルス，糸状菌，一般細菌，酵母菌など幅広い抗菌スペクトルを有しており，30秒程度で効果を発揮する.

　一方，クロルヘキシジンや塩化ベンザルコニウムは一般細菌，酵母菌に効果を呈するが，結核菌，ウイルスには無効である.

### ①ヨウ素系

**ポビドンヨード（10%）**

商品名：イソジン，ネオヨジン

注意点：ショックなどの可能性があるので，腹腔や胸腔へ用いない. また，大量吸収による副作用を考え，体表面積20%以上の熱傷患者や，腎障害のある熱傷患者には用いない. 同様に，低出生体重児新生児への広範囲使用は避けるべきである.

### ②ビグアナイド系

**クロルヘキシジン（0.05%）**

商品名：ヒビテン，マスキン水

注意点：高濃度で使用すると，ショックの可能性があり，適用濃度に注意する. また，外陰部皮膚や結膜へ使用する場合には，無色のクロルヘキシジンを用いる. 膀胱・膣・耳へは禁忌である.

### ③第四級アンモニウム塩

**塩化ベンザルコニウム（0.01〜0.025%）**

商品名：オスバン，ザルコニン液

注意点：使用部位により最適な濃度を用いる（1%は粘膜，5%は皮膚に毒性を示す）. また，誤飲されやすく，経口毒性が高いので誤飲に注意する.

### ④色素系

**アクリノール（0.05〜0.2%）**

商品名：アクリノール，リバノール

皮膚刺激性などに注意する. 亜鉛華軟膏に混合して用いることも可能である.

## 項目No.16 感染とクリコロ

ココが知りたい！No.19

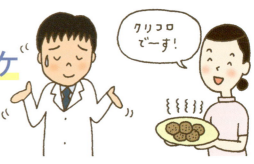

**鉄則！** クリコロはクリームコロッケさにあらず

### 3 bare essentials

1. 感染は大きな創傷治癒阻害因子であると同時に，滲出液も増加させる．

2. 創面における細菌数の存在は連続的に捉える．無菌にする必要はない．

3. 臨界的定着（critical colonization）は創傷治癒を大きく阻害するため要注意である．

### 細菌感染が創傷治癒を阻害する機序を知ろう！

　細菌感染が創傷治癒を阻害する事実は経験的にも明らかであるが，その機序は複雑である．最近では，創部の微生物学的環境をこれまでの無菌あるいは有菌という捉え方から，両者を連続的に捉えるのが主流である．

　すなわち，創部の有菌状態を「汚染（contamination）」「定着（colonization）」「感染（infection）」と連続的に捉え，その菌の創部への負担と生体側の抵抗力のバランスにより感染が生じるとする考え方である（**図16-1，16-2**）．

　このうち，「感染」とは潰瘍創面に分裂増殖する細菌が著しく増加し，宿主の免疫力に対して細菌の増殖力が勝る状態である．

　最近「定着」と「感染」の間に位置する「臨界的定着（critical colonization）」が注目を集めている．その理由は，たとえ宿主の免疫力が細菌を制御しうる範囲でも，さまざまな理由により創傷治癒が阻害されることが明らかとなったためである．

　細菌を構成する蛋白自体は，真皮の結合組織代謝において，細胞と細胞外基質との結合を阻害するほか，局所炎症反応に影響を及ぼす．

　また，「バイオフィルム（菌膜）」は，細菌が細胞外に多糖類・フィブロネクチン・ビトロネクチンなどからなる膜を作成す

### 図16-1　皮膚創傷の感染機序

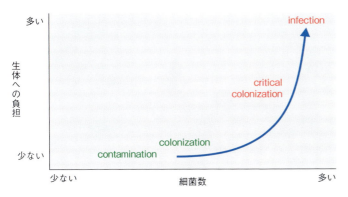

創部の有菌状態を「汚染contamination」「定着colonization」「感染infection」と連続的に捉え，その菌の創部への負担と生体側の抵抗力のバランスにより感染が生じる．

### 図16-2　汚染から感染までの流れ

| | |
|---|---|
| ①汚染（wound contamination） | |
| 創に細菌が存在するが，増殖しない状態である | |
| ②定着（wound colonization） | |
| 細菌（増殖能あり）が創に付着しているが，創には害を与えない状態である | |
| ③臨界的定着（critical colonization） | |
| 細菌数が②より多くなり，感染創に移行する可能性がある状態．または炎症防御反応により創治癒が遅滞した状態である．消毒薬を使用する | |
| ④感染（wound infection） | |
| 細菌が増殖し，組織内部に侵入して，創が深部感染している状態である．消毒薬を使用する | |

> **ムダ知識!!**
>
> 臨界的定着critical colonizationを略して「クリコロ」とよぶことが定着している．
>
> 初めて聞くと，コンビニの惣菜のような名前であるが，「クリコロ」は覚えておきたい．当たり前であるが，マリ共和国の商業都市「クリコロ」とはなんら関係ない．

ることで，周囲の環境変化や化学物質から細菌自らを守ると同時に，周囲の生理活性物質へ影響を与える．

一方，皮下ポケットの存在は，さまざまな機序により創傷治癒を遷延化させる．ポケットは，外力が繰り返し加わることにより生ずるものであるため，まず除圧などのケア方法を見直すことが求められる．

ポケット内部は，物理的にも十分な洗浄が行われにくいため細菌感染の温床となり，前述した炎症の遷延化や過剰な滲

### メモ

褥瘡初心者は，陰圧閉鎖療法を行う症例があった場合，ぜひ見学していただきたい．

うまくいく症例に当たれば，きっとアナタは驚きの声を上げるがあまり，2時間ドラマのクライマックスで犯人と指摘された際の山村紅葉のようなリアクションをとるであろう！

**図16-3　ポケットの外科的開放**

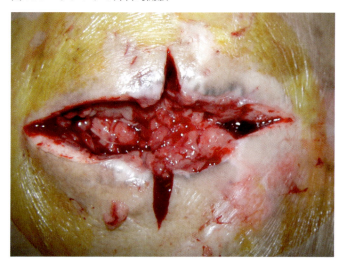

手術室で，電気メスを用いポケットを開放した様子．

出液の残留，さらには壊死物質の長期残存による創傷治癒阻害が生ずる．

　まずは原則，ポケットは外科的に開放することが肝要である．**図16-3**は手術室で，電気メスを用いポケットを開放したところである．

　陰圧閉鎖療法(p.106「項目No.14 進化する陰圧閉鎖療法」参照)は，過剰な滲出液などを持続的に除去することから，極めて理に適った治療である．

　さらに，ポケット内部は目視での観察が不可能である点も，適切な治療選択を困難化させる．

　また，比較的適切に管理されたポケットにおいても，表皮細胞がポケット内部に向かい遊走し，表皮化することがある．この場合，表皮化した部分に肉芽形成が起こることはなく，放置しておいても治癒は期待できない．創辺の十分な観察とともに，外科的デブリードマンが必要となる．

# MEMO

ココが知りたい！No.20

項目No. 17 | 滲出液の評価とコントロール

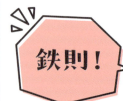

鉄則！ 創面と周囲を比較し液図る

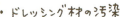
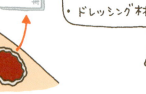

・ドレッシング材を交換した回数
・創面と周囲皮膚
・ドレッシング材の汚染

## 3 bare essentials

1. 滲出液のコントロールこそが、褥瘡治療における成功の鍵を握る．

2. 滲出液の評価は、DESING-R®2020において、ドレッシング材の交換回数で評価を行う．

3. さらにそれに加え、創面と周囲皮膚の比較、ドレッシング材の汚染面積が評価の参考となる．

## 滲出液の評価とコントロールを知ろう！

　Moist wound healing（湿潤環境下の創傷治癒）の概念の普及により，創傷治癒には適切な湿潤環境が重要であることは，もはや常識となった．つまり褥瘡治療を成功させるか否かにおいて，滲出液の評価とコントロールは極めて重要な意味を持つ．

　滲出液とは，血管内から血管外へと漏出した液体であり，細胞や各種の生理活性物質を含有する．正常な創傷治癒過程においては，さまざまな細胞由来の生理活性物質が複雑なネットワークを構成することで創傷は治癒する．

　しかし，この生理活性物質には至適濃度が存在する．ある種の増殖因子は，低濃度域はもちろんのこと高濃度域でも細胞増殖を抑制する．

　また，滲出液が多量に存在すると，創面における生理活性物質の不均衡が生ずることから，創傷治癒を阻害することなる．

　以上のことから，滲出液の不均衡が創傷治癒過程に大きく影響を与えることが理解できる．

　局所的には，過剰な滲出液は創周囲を浸軟させ，バリア機能を傷害することで創傷治癒に影響を及ぼす．さらに，慢性創傷では急性創傷と比較し，増殖因子の濃度が異なることが知られている．

　ところで，滲出液の評価について，DESIGN-R®2020（p.51

参照)では，ドレッシング交換の回数で判定している．ドレッシング材料の種類は詳しく限定せず，1日1回以下の交換の場合を「e」，1日2回以上の交換の場合を「E」とするとしている．

当たり前であるが，これはあくまで目安であり，たとえば滲出液が多いのにドレッシング材の交換が面倒で2日で1回交換したため「e」とする，などということは許されない．

滲出液の評価については，初心者にはわかりにくいという意見も多く，ドレッシング材の交換回数に加え，以下の指標を考え合わせると評価がより確実となる．

### ①創面の滲出液と周囲皮膚の浸軟

創面の滲出液と周囲皮膚の浸軟は，極めてわかりやすい指

**図17-1 創面の滲出液と周囲皮膚の浸軟の指標**

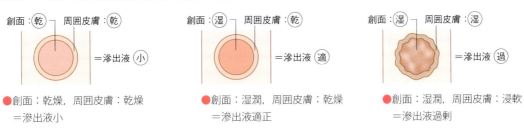

- 創面：乾燥，周囲皮膚：乾燥
  ＝滲出液小
- 創面：湿潤，周囲皮膚：乾燥
  ＝滲出液適正
- 創面：湿潤，周囲皮膚：浸軟
  ＝滲出液過剰

標である．**図17-1**に示した通り判断する．

### ②ドレッシング材の汚れている面積

ドレッシング材やガーゼを剥がした際に，その接触した面（滲出液で汚れている面積の大きさ）を観察することで，滲出液の量を評価する(**図17-2**)．

**図17-2 ドレッシング材の汚れている面積の指標**

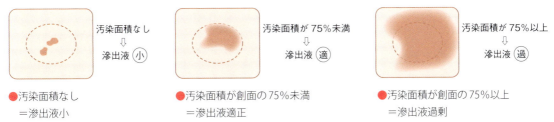

- 汚染面積なし
  ＝滲出液小
- 汚染面積が創面の75％未満
  ＝滲出液適正
- 汚染面積が創面の75％以上
  ＝滲出液過剰

それぞれ，滲出液の量を評価し，水分を付与する外用薬，もしくは吸水性の外用薬を用いる．

### スキル
## 潰瘍面の性状から類推する滲出液の程度

滲出液の程度は，潰瘍面の性状からも類推できる．

**粗大顆粒状肉芽**

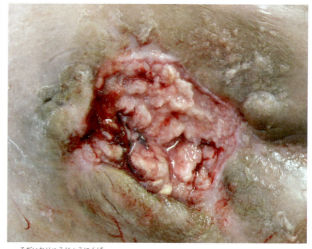

粗大顆粒状肉芽（そだいかりゅうじょうにくげ）と称される，比較的水分を多く含む大きな肉芽塊がみられる場合には，滲出液が過剰と判断する．

**細顆粒状肉芽**

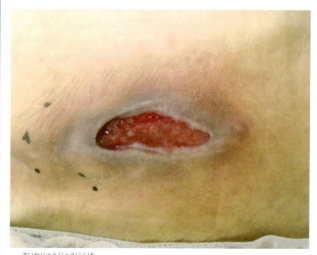

細顆粒状肉芽（さいかりゅうじょうにくげ）と称される，小型の肉芽塊がみられる場合には，滲出液が適正と判断する．

**創面が扁平な肉芽**

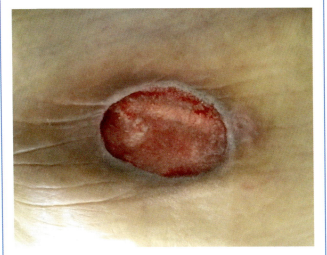

　創面が扁平で，乾固する場合には滲出液が過小と判断する．

**舌状・茸状の肉芽**

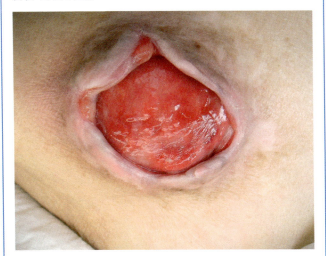

　時に，舌状・茸状と表現される肉芽がみられるが，この場合は圧不均衡により生ずるものであり，外用薬やドレッシング材を変更する程度では治癒に至らない．

# 項目No. 21 褥瘡ケアにおける固定法

**ココが知りたい！No.21**

**鉄則！** 固定法 これぞ看護の技極み

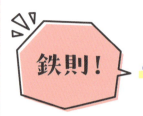
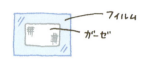
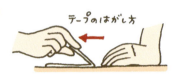
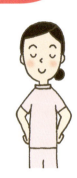

## 3 bare essentials

1. テープ固定は，ガーゼ中央に固定した後，皮面固定部の一方を引っ張らないように若干の余裕を持たせながら皮面に貼り，その後同様に他方を固定する．

2. ドレッシング材においては，周囲皮面に対し陥凹している場合，その部位から貼付を開始することで死腔が減少する．

3. 包帯を使用する場合には，さまざまな方法が存在し，部位に応じて適切に選択する．

---

褥瘡ケア初心者から，意外に多く質問を受けるのが「固定法」である．意外に各種の成書においては触れられていないことも多い．

正しい固定を行わなければ，創傷治癒に影響するばかりか，患者が疼痛を自覚する場合もある．

### 1. テープ固定（図21-1）

ガーゼを皮面に固定する際，漫然と固定してしまうと思わぬ皮膚障害をもたらすことがある．テープはまずガーゼ中央に固定した後，皮面固定部の一方を引っ張らないように若干の余裕を持たせながら皮面に貼る．その後，同様に他方を固定する．先にテープの端を一方に固定した後，そこから引っ張るように伸ばしながら固定してはならない．

また，関節屈曲部などに関しては適宜切り込みを入れるとよい．高度な脆弱性を有する皮膚に関しては，テープ固定部にあらかじめ被覆材であるハイドロコロイドを貼付するか，非アルコール性被膜剤（リモイスコートやCavilon™など）を塗布すると，障害を軽減できる．

逆にテープを剥がす際は，テープの剥離角度を皮面より90°以上に保ちながら，接着部付近の皮膚を抑えるようにゆっくりと剥がす．

亜鉛華軟膏を伸ばしたガーゼ塗布も，この固定法に沿う．あらかじめ25cm²当たり亜鉛華軟膏5gの割合でリント布に

### 図21-1 テープによる固定方法

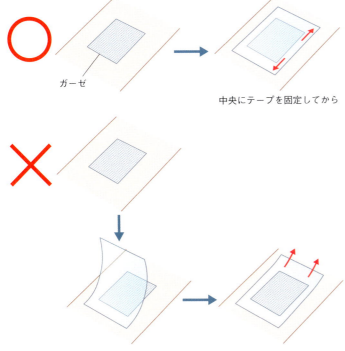

ガーゼ中央に固定した後，皮面固定部の一方を引っ張らないように若干の余裕を持たせながら皮面に貼る．その後同様に他方を固定する．先にテープの端を一方に固定した後，そこから引っ張るように伸ばしながら固定しない！

伸ばしたものを準備しておくか，市販のポチシートを用いる．亜鉛華軟膏は体温で軟化してしまうことから，さらに若干大型のガーゼなどで覆った後，同様に固定するのがコツである．

## 2. ドレッシング材固定

　ドレッシング材を貼付する際には皮膚表面の形状に注意する．殿裂部など，周囲皮面に対し陥凹している場合，その部位から貼付を開始すると中央から貼付した場合に比較し死腔が減少する．

　他方，ポリウレタンフィルムなどを皮面から剥がす際には，皮面に対し水平方向に若干引っ張るように力をかけ，ゆっくり剥離する（**図21-2**）．

　粘着力が高いドレッシング材の場合，水道水や生理的食塩水を用いて，ドレッシング材を濡らしながら剥がす．また，除去用剥離剤（ユニソルブなど）も市販されており，剥離の際便利である．

図21-2　ドレッシング材の剥がし方

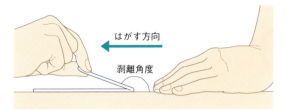

角質を損傷しないように皮膚を押さえ，折り返してゆっくりはがす．

## 3. 包帯固定

　包帯には，①巻軸包帯，②伸縮包帯・弾性包帯，③ギプス包帯などがあり，三角布や腹帯なども包帯の一種である．
　一般に包帯とは巻軸包帯のことを指すが，最近では伸縮包帯を使用する場合が多い．
　巻軸包帯はさらし木綿の一幅を縦に等分に裂いて軸巻きしたものであり，これにより幅が異なるため，使用部位に適切な幅の包帯を選ぶ．

**基本的な巻き方**
**①環行帯**
　同一部位に包帯を重ねながら巻く方法．被覆部位が包帯の幅で十分覆うことができる場合に用いる．

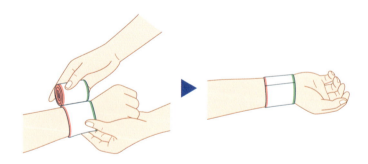

②らせん帯

　はじめに数回の環行帯の後，包帯の幅の1/2～1/3程度ずらしながら，らせん状に巻く方法．結果として包帯が重なり合い，しっかりとした固定が可能である．一般的な使用法である．

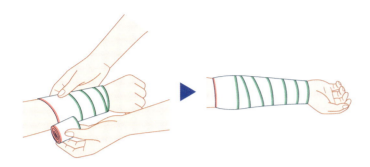

③蛇行帯

　らせん帯と異なり，包帯を重ねず包帯の幅とほぼ等しい間隔でらせん状に巻く方法．主にガーゼや副子の固定に用いる．

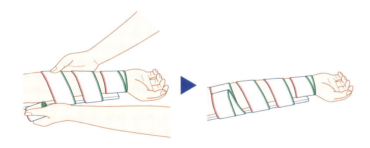

④折転帯

　包帯を重ねながら折り返し巻き進む方法．折り返す部分は病変部ではなく，健常部とする．下腿など太さの差が顕著な部位に適する．

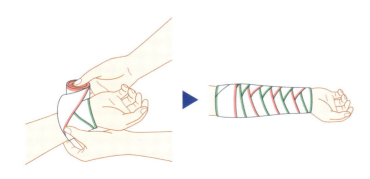

⑤麦穂帯

　肩，股関節に適した方法．包帯を伸側で交差させて巻く方法．巻き始めを末梢に，交差しながら中枢に向かう方法を上行麦穂帯，逆に中枢から巻き始め，交差しながら末梢へ向かうものを下降麦穂帯とよぶ．

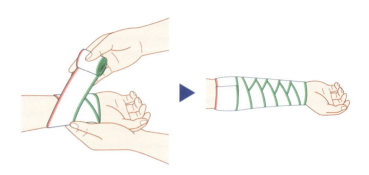

⑥亀甲帯

　肘，膝関節に適した方法．包帯を屈側で交差させて巻く方法．関節中央から周辺に向かって巻く場合を離開亀甲帯，逆に周辺から中央に巻く場合を集合亀甲帯とよぶ．

　原則末梢から中枢方向へ巻く．上肢に巻く場合には利き腕に注意し，たとえば右利きの場合，左側から右側へ向かって巻くようにする．

　2本以上の包帯を連続使用する場合には5cm程度重ね合わせる．また，結び目は必ず臥床時に上方に位置するようにする．

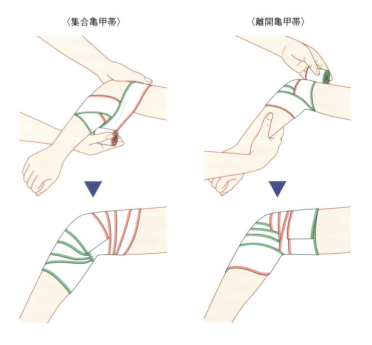

## オススメしたい！この製品　エスアイエイド

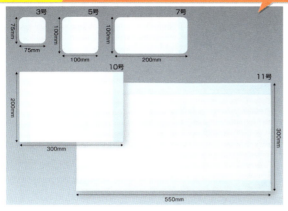

（アルケア株式会社）

　近年，創面や周囲皮膚に剥離刺激などの障害を与えにくい製剤が開発されている．創傷用シリコーンゲルドレッシングであるエスアイエイドは，シリコーンゲルと吸収体が一体化した製剤であり，皮膚との接触面は，皮膚や創傷面への刺激が少ないシリコーンゲルが用いられ，貼付中のズレの軽減と，創面の安静維持が図られる．また，交換時の組織損傷リスクが低減される．コストパフォーマンスもよい．

## オススメしたい！この製品　Kチューブ

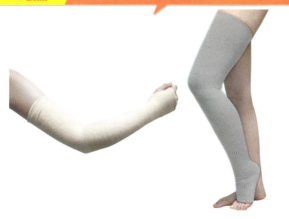

（株式会社ベーテル・プラス）

　この製品は，医療業界初の抗菌糸で編んだチューブ包帯で，ラテックスフリー，速乾吸収繊維も使用し，サラッとした感触のチューブ包帯である．
　さらに防臭加工，両端はほつれ防止加工もしてあり，1m単位での販売であり便利である．高齢者の脆弱な皮膚のへの対策としても有効である．

# 項目No.22 褥瘡ケアにおけるリスクの評価

ココが知りたい！No.22

鉄則！ ブレーデン煩雑ならばOH

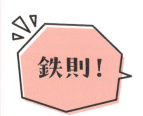
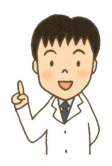
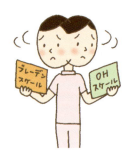

## 3 bare essentials

1. 褥瘡診療計画書にリスク要因があった場合，看護計画立案が必要となる．

2. ブレーデンスケールは優れた褥瘡リスク評価ツールであるが，初心者には若干煩雑である．

3. 臨床現場では，簡便に評価が可能であるOHスケールの有用性が高い．

## 褥瘡ケアにおけるリスク評価を知ろう！

褥瘡ケアにおいて，その患者のリスク評価は極めて重要である．わが国では，褥瘡対策未実施減算制度が開始されて以来，褥瘡対策に関する診療計画書（図22-1）が作成されるようになった．

その中で危険因子は以下の6項目で評価するようになっており，1つ以上でも「あり」や「できない」があった場合には，看護計画を立案するとされている．つまり，日常の臨床現場においても，常にこれらの項目に注意して診療に臨む必要がある．

図22-1　褥瘡対策に関する診療計画書

項目1　基本的動作能力：できる，できない
　※この項目はベッド上での自力体位変換と，椅子上での坐位姿勢の保持，除圧の両項目について判定する．
項目2　病的骨突出：あり，なし
項目3　関節拘縮：あり，なし
項目4　栄養状態低下：あり，なし
項目5　皮膚湿潤：あり，なし
　※この項目は，皮膚における多汗，尿便失禁を評価する．
　6. 浮腫：あり，なし
※この項目は局所以外の部位である．

また，日常診療において，この他，褥瘡発生リスクをアセスメントする指標として，有名なブレーデンスケールがある（図22-2）．

## 図22-2　ブレーデンスケール

| 知覚の認知<br>圧迫による不快感に対して適切に対応できる能力 | 1. 全く知覚なし<br>痛みに対する反応（うめく，避ける，つかむ等）なし．この反応は，意識レベルの低下や鎮静による．あるいは体のおおよそ全体にわたり痛覚の障害がある． | 2. 重度の障害あり<br>痛みのみに反応する．不快感を伝える時には，うめくことや身の置き場なく動くことしかできない．あるいは，知覚障害があり，体の1/2以上にわたり痛みや不快感の感じ方が完全ではない． | 3. 軽度の障害あり<br>呼びかけに反応する．しかし，不快感や体位変換のニードを伝えることが，いつもできるとは限らない．あるいは，いくぶん知覚障害があり，四肢の1, 2本において痛みや不快感の感じ方が完全でない部位がある． | 4. 障害なし<br>呼びかけに反応する．知覚欠損はなく，痛みや不快感を訴えることができる． |
|---|---|---|---|---|
| 湿潤<br>皮膚が湿潤にさらされる程度 | 1. 常に湿っている<br>皮膚は汗や尿などのために，ほとんどいつも湿っている．患者を移動したり，体位変換するごとに湿気が認められる． | 2. たいてい湿っている<br>皮膚はいつもではないが，しばしば湿っている．各勤務時間中に少なくとも1回は寝衣寝具を交換しなければならない． | 3. 時々湿っている<br>皮膚は時々湿っている．定期的な交換以外に，1日1回程度，寝衣寝具を追加して交換する必要がある． | 4. めったに湿っていない<br>皮膚は通常乾燥している．定期的に寝衣寝具を交換すればよい． |
| 活動性<br>行動の範囲 | 1. 臥床<br>寝たきりの状態である． | 2. 座位可能<br>ほとんど，または全く歩けない．自力で体重を支えられなかったり，椅子や車椅子に座るときは，介助が必要であったりする． | 3. 時々歩行可能<br>介助の有無にかかわらず，日中時々歩くが，非常に短い距離に限られる．各勤務時間中にほとんどの時間を床上で過ごす． | 4. 歩行可能<br>起きている間は少なくとも1日2回は部屋の外を歩く．そして少なくとも2時間に1回は室内を歩く． |
| 可動性<br>体位を変えたり整えたりできる能力 | 1. 全く体動なし<br>介助なしでは，体幹または四肢を少しも動かさない． | 2. 非常に限られる<br>時々体幹または四肢を少し動かす．しかし，しばしば自力で動かしたり，または有効な（圧迫を除去するような）体動はしない． | 3. やや限られる<br>少しの動きではあるが，しばしば自力で体幹または四肢を動かす． | 4. 自由に体動する<br>介助なしで頻回にかつ適切な（体位を変えるような）体動をする． |
| 栄養状態<br>普段の食事摂取状況 | 1. 不良<br>決して全量摂取しない．めったに出された食事の1/3以上を食べない．蛋白質・乳製品は1日2皿（カップ）分以下の摂取である．水分摂取が不足している．消化態栄養剤（半消化態，経腸栄養剤）の補充はない．あるいは，絶食であったり，透明な流動食（お茶，ジュース等）なら摂取したりする．または，末梢点滴を5日間以上続けている． | 2. やや不良<br>めったに全量摂取しない．普段は出された食事の約1/2しか食べない．蛋白質・乳製品は1日3皿（カップ）分の摂取である．時々消化態栄養剤（半消化態，経腸栄養剤）を摂取することもある．あるいは，流動食や経管栄養を受けているが，その量は1日必要摂取量以下である． | 3. 良好<br>たいていは1日3回以上食事をし，1食につき半分以上は食べる．蛋白質・乳製品を1日4皿（カップ）分摂取する．時々食事を拒否することもあるが，勧めれば通常摂食する．あるいは，栄養的におおよそ整った経管栄養や高カロリー輸液を受けている． | 4. 非常に良好<br>毎食おおよそ食べる．通常は蛋白質・乳製品を1日4皿（カップ）分以上摂取する．時々間食（おやつ）を食べる．補食する必要はない． |
| 摩擦とずれ | 1. 問題あり<br>移動のためには，中等度から最大限の介助を要する．シーツでこすれずに体を移動することは不可能である．しばしば床上や椅子の上でずり落ち，全面介助で何度も元の位置に戻すことが必要となる．痙攣，拘縮，振戦は持続的に摩擦を引き起こす． | 2. 潜在的に問題あり<br>弱々しく動く．または最小限の介助が必要である．移動時皮膚は，ある程度シーツや椅子，抑制帯，補助具などにこすれている可能性がある．たいがいの時間は，椅子や床上で比較的良い体位を保つことができる． | 3. 問題なし<br>自力で椅子や床上を動き，移動中十分に体を支える筋力を備えている．いつでも，椅子や床上で良い体位を保つことができる． | |

＊©Braden and Bergstrom. 1988　訳：真田弘美（東京大学大学院医学系研究科）／大岡みち子（North West Community Hospital. IL. U.S.A.）

## メモ

### ブレーデンスケールの項目

ブレーデンスケールは大きく分けると以下の6項目からなる。
①知覚の認知
②湿潤
③活動性
④可動性
⑤栄養状態
⑥摩擦とずれ

これは看護師が観察する6項目からなり点数評価するツールである．しかし，若干評価が煩雑であるため，初心者にはなじまないかもしれない．

ブレーデンスケールより評価項目がよりシンプルな指標が，わが国で開発されたOHスケールである．評価項目も4つに絞られており，初心者にも極めてわかりやすい．評価項目は**図22-3**の通りであり，実用性が高い．

### 図22-3　OHスケール

①自力体位変換能力
　動ける：0点　どちらでもない：1.5点　動けない：3点
②病的骨突出
　正常：0点　軽度・中程度：1.5点　高度：3点
③浮腫（むくみ）
　なし：0点　あり：3点
④関節拘縮
　なし：0点　あり：1点

＊OHスケール：大浦・堀田スケール

これらをスコア化し，合計した点数により危険度が規定される．危険度は1〜3点が軽度，4〜6点が中等度，7〜10点が高度となる．患者ごとにOHスケールを算定し，看護ケアを立案し，実行する．

# 索引

## 欧文

| | |
|---|---|
| critical colonization | 116 |
| Deep tissue injury | 45 |
| DESIGN-R分類 | 50 |
| DTI | 45 |
| EGF | 58 |
| EPUAP | 54 |
| Favre -Racouchot症候群 | 24 |
| FGF | 58 |
| IAD | 87 |
| KOH | 48 |
| Kチューブ | 129 |
| MDRPU | 18 |
| ──の主な原因 | 18 |
| ──の好発部位 | 19 |
| ──の発生機序 | 20 |
| ──のケア | 20 |
| Medical Device Related Pressure Ulcer | 18 |
| moist wound healing | 62, 102, 120 |
| NPUAP | 54 |
| ──ステージ分類 | 54 |
| OHスケール | 132 |

| | |
|---|---|
| PAD | 66, 87 |
| PDGF | 57 |
| PEM | 16 |
| PK/PD理論 | 72 |
| SGA | 67 |
| TIME理論 | 52 |
| TENAバリアクリーム | 96 |
| TGF | 58 |

## あ行

| | |
|---|---|
| アクアセルAG | 71 |
| アクリノール | 115 |
| 圧切替型マット | 84 |
| アポクリン汗腺 | 37 |
| アミノグリコシド系 | 74 |
| アルギン酸ドレッシング | 99 |
| イソジンゲル | 70 |
| 医療関連機器褥瘡 | 17 |
| 医療関連機器褥瘡 | 18 |
| ウォーター | 84 |
| ウレタンフォーム | 83 |
| エア | 84 |
| 栄養状態のアセスメント | 67 |

| | |
|---|---|
| エクリン汗腺 | 37 |
| 壊死組織 | 80 |
| エスアイエイド | 129 |
| 壊疽性膿皮症 | 86 |
| 塩化ベンザルコニウム | 115 |
| 炎症期 | 58 |
| 黄色期 | 54 |

## か行

| | |
|---|---|
| 外傷性裂開創 | 106 |
| 界面活性剤 | 110 |
| 潰瘍 | 42 |
| 外用薬の構造 | 94 |
| 化学的バリア | 78 |
| 角化細胞 | 33 |
| 角層 | 33 |
| 苛性カリ | 48 |
| カデキソマー・ヨウ素 | 70 |
| カデックス外用散 | 70 |
| カデックス軟膏 | 70 |
| ガラス圧法 | 39 |
| 顆粒層 | 33 |
| カルバペネム | 74 |
| 環行帯 | 126 |

| | |
|---|---|
| 汗腺 | 36 |
| 機器要因 | 20 |
| 基材 | 98 |
| 亀甲帯 | 128 |
| 基底層 | 33 |
| 局所陰圧閉鎖療法 | 106 |
| 局所的要因 | 13 |
| 銀イオン含有創傷被覆・保護剤 | 71 |
| クリーム | 95 |
| クロルヘキシジン | 115 |
| ケア要因 | 20 |
| 経口セフェム | 73 |
| 形質細胞 | 35 |
| 形質転換増殖因子 | 58 |
| 継代培養 | 63 |
| ゲーベンクリーム | 70 |
| 外科的手術後離開創 | 106 |
| 血液凝固期 | 57 |
| 血小板由来増殖因子 | 57 |
| ゲル | 83 |
| 原発疹 | 39 |
| 抗菌スペクトル | 71 |
| 抗菌薬 | 68 |
| 口腔粘膜の構造 | 37 |

| | | | | |
|---|---|---|---|---|
| 抗生剤 | 68 | 失禁関連皮膚炎 | 87 |
| 紅斑 | 39 | 湿潤環境下の創傷治癒 | 62, 102, 120 |
| 黒色期 | 53 | 紫斑 | 39 |
| 個体要因 | 20 | 社会的要因 | 17 |
| 骨突出部位 | 16 | 主観的包括栄養評価 | 67 |
| 骨突出部位 | 83 | 踵骨部の褥瘡予防 | 66 |
| ゴム | 83 | 上皮増殖因子 | 58 |
| コラーゲン | 35 | 褥瘡対策に関する診療計画書 | 130 |
| コラージュDメディパワー保湿入浴剤 | 96 | 褥瘡の原因 | 31 |
| ──保湿ハンドクリーム | 97 | ──の好発部位 | 16 |
| ──薬用保湿ジェル | 96 | ──の定義 | 31 |
| コラージュ フルフル泡石鹸 | 113 | ──発症の要因 | 12 |
| ──液体石鹸 | 113 | 滲出液 | 120 |
| ──ネクストシャンプー＆リンス | 113 | 尋常性天疱瘡 | 26 |

**さ行**

| | | | | |
|---|---|---|---|---|
| | | 尋常性白斑 | 40 |
| 細顆粒状肉芽 | 122 | 浸軟 | 76, 120 |
| 再構築期 | 61 | 真皮 | 33 |
| 細胞外基質 | 35 | 水泡 | 40 |
| 細胞成分 | 34 | 水泡性類天疱瘡 | 26 |
| 色素系 | 115 | スキン・テア | 22 |
| 色素斑 | 40 | ──のケア | 25 |
| 四肢切断端開放創 | 106 | ──の発生機序 | |
| 脂腺 | 37 | スルファジアジン銀 | 70 |
| | | ずれ | 23 |

静止型マット ……………………… 83

脆弱な皮膚 ……………………… 13

精製白糖・3％ポビドンヨード ……… 69

生理的老化 …………………… 14, 35

赤色期 …………………………… 54

石鹸 ……………………………… 110

舌状・茸状の肉芽 ……………… 123

折転帯 …………………………… 127

線維芽細胞 ……………………… 34

線維芽細胞増殖因子 …………… 58

線維成分 ………………………… 35

洗浄方法 ………………………… 111

全身的要因 ……………………… 16

全層創傷 ………………………… 22

創傷治癒 ………………………… 56

増殖期 …………………………… 59

創の密封 ………………………… 109

創面が扁平な肉芽 ……………… 123

創面の色調による分類 ………… 53

続発疹 …………………………… 41

組織球 …………………………… 34

粗大顆粒状肉芽 ………………… 122

## た行

体圧と応力 ……………………… 31

体圧分散寝具 …………………… 82

体位変換 ………………………… 82

第四級アンモニウム塩 ………… 115

蛇行帯 …………………………… 127

蛋白質・エネルギー低栄養状態 ……… 16

弾力線維 ………………………… 35

注射用セフェム ………………… 74

直接鏡検法 ……………………… 48

テープ …………………………… 124

テトラサイクリン系 …………… 75

デブリードマン後の皮膚欠損創 ……… 106

ドレッシング剤 ………………… 98

ドレッシング材固定 …………… 125

## な行

軟膏 ……………………………… 95

日本語版STARスキン-テア分類システム … 24

ニューキノロン系 ……………… 75

乳頭下層 …………………… 33, 34

乳頭層 …………………………… 33

乳房外パジェット病 …………… 87

ネオヨジンゲル ………………… 70

ネキソブリッド ……………………… 81

ネクローシス ……………………… 80

粘膜 ………………………………… 37

膿皮症 ……………………………… 88

## は行

バイオヘッシブAg ………………… 100

配合剤 ……………………………… 75

ハイドロコロイド ………………… 98

ハイドロジェル …………………… 98

ハイドロファイバー ……………… 99

ハイドロポリマー ………………… 99

白色期 ……………………………… 55

麦穂帯 ……………………………… 128

白斑 ………………………………… 40

バザン硬結性紅斑 ………………… 88

バリア機能 ……………………… 14, 76

瘢痕 ………………………………… 42

光老化 …………………………… 14, 35

ビグアナイド系 …………………… 115

皮膚潰瘍 …………………………… 80

皮膚の解剖 ………………………… 33

皮膚の緩衝作用 …………………… 110

皮膚表在性真菌症 ………………… 48

肥満細胞 …………………………… 34

病的骨突出部位 …………………… 16

表皮 ………………………………… 33

表皮水疱瘡 ………………………… 26

表皮剥離 …………………………… 41

びらん ……………………………… 42

フィブラストスプレー …………… 58

付属器 ……………………………… 36

物理的バリア ……………………… 77

部分層創傷 ………………………… 22

ブレーデンスケール ……………… 131

ブロメライン軟膏 ………………… 81

βラクタマーゼ阻害薬拮抗剤 …… 73

ペニシリン系 ……………………… 73

ペネム系 …………………………… 74

ペプチド系 ………………………… 75

包帯固定 …………………………… 126

ポケットの開放 …………………… 109

ポケットの外科的開放 …………… 118

ホスホマイシン系 ………………… 75

発疹学 ……………………………… 38

発赤 ………………………………… 43

ポビドリンパスタ ………………… 69

ポビドンヨード ………………… 70, 115

索 引　137

ポリウレタンフォーム ················· 99

## ま行

マイクロクライメイト ネクサス アイビー ·· 85

マイクロクライメイト ビッグセル アイズ ·· 85

マクロファージ ····················· 34

マクロライド系（14員環系）·········· 74

マクロライド系（15員環系）·········· 75

マクロライド系（16員環系）·········· 75

摩擦 ····························· 23

末梢動脈疾患 ··················· 66, 87

マット内圧 ························· 84

慢性期褥瘡 ························ 86

脈管系 ···························· 36

免疫学的バリア ···················· 78

毛器官 ···························· 36

網状層 ························· 33, 34

毛包 ····························· 36

毛包脂腺 ·························· 36

モノバムタム系 ····················· 74

## や行

有棘層 ···························· 33

ユーパスタ軟膏 ····················· 69

ヨウ素系 ·························· 115

ヨウ素軟膏 ························· 70

ヨードコート軟膏 ···················· 70

ヨードホルム ························ 70

ヨードホルムガーゼ ·················· 70

## ら行

らせん帯 ························· 127

ラップ療法 ························ 102

リスク評価 ························ 130

リモイスクレンズ ··················· 114

リモイスパッド ····················· 97

臨界的定着 ······················ 116

リンコマイシン系 ···················· 75

鱗屑 ····························· 41

ローション ························· 94

# MEMO

## 改訂新版 あとがき

　医学は日進月歩であり，褥瘡とてその時々の最新情報を習得するのは言うは易く行うは難しである．効率よく学習する手段として有用なのが学術集会参加である．日本褥瘡学会総会は，毎年夏の終わりに開催される．全国から褥瘡に携わる医療従事者が多数集まり大賑わいである．あろうことか，第23回大会は筆者が大会長を命じられ，這々の体で学術集会運営を行ったが，時は新型コロナウイルスが猛威を振るい，完全オンラインであった．発信会場は閑散とし，通常巨大会場を奔走する大会長は，あまりに暇で学術集会をアピールするコントを作成するのがメインの仕事であった．通常の褥瘡学会では，初学者の参加者に楽しんでいただける様"全員正解するまで帰れま10"と"行列が出来る褥瘡相談所"という明らかなパクリ企画を毎年行っている．医学系の学術集会は当然真面目な進行が特徴であるが，両企画は笑いの絶えない（自称）人気企画で少なからず褥瘡入門編としてお役に立っているのではないかと自負している．が，10年以上にわたり両企画を2人で奮闘努力する内藤亜由美先生（湘南医療大学教授）には，イロモノ担当の如く立ち位置となり本当に申し訳ない．先生は極めて真面目な看護学者であり，筆者とともに『スキントラブルケアパーフェクトガイド』（Gakken）を世に送り出した皮膚のスペシャリストである．入門書である本書の次に自己学習する本として最適であり，是非お目通しいただきたい．

　最後に本書の企画から出版までお盆返上でご尽力いただいた増田氏に深謝するとともに，本書をご愛読いただいたアナタに衷心より御礼を申し上げる所存である．もし，学研ナーシングセミナーや学術集会で筆者をお見かけの際はお気軽にお声がけいただければ幸いである．

2024年8月

安部正敏

## 筆者はこんな人……

### 安部正敏（あべ・まさとし）

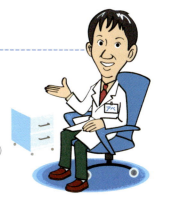

略歴：

| | | |
|---|---|---|
| 1987年3月 | | 島根県立松江南高校卒業（恩師：清水和則先生） |
| | 4月 | 群馬大学医学部入学 |
| 1993年3月 | | 群馬大学医学部卒業 |
| | 4月 | 群馬大学医学部附属病院皮膚科学研修医（主任：宮地良樹教授） |
| 1994年4月 | | 群馬大学大学院医学研究科博士課程入学 |
| 1998年4月 | | 群馬大学大学院医学研究科博士課程修了 |
| | | 群馬大学医学部皮膚科学教室助手 |
| 2001年1月 | | アメリカ合衆国テキサス大学サウスウエスタンメディカルセンター細胞生物学部門研究員（主任：prof. F. Grinnell） |
| 2003年6月 | | 群馬大学大学院医学系研究科皮膚科学講師（主任：石川　治教授） |
| | | 群馬大学医学部附属病院感覚器・運動機能系皮膚科外来医長 |
| 2013年4月 | | 医療法人社団廣仁会 札幌皮膚科クリニック　副院長（主任：根本　治院長） |
| | | 医療法人社団　廣仁会　褥瘡・創傷治癒研究所（主任：大浦武彦所長） |
| | | 東京大学大学院医学系研究科　健康科学・看護学専攻老年看護学／創傷看護学分野　非常勤講師（主任：真田弘美教授） |
| 2013年6月 | | 東京慈恵会医科大学皮膚科　非常勤講師（主任：中川秀己教授） |
| 2018年4月 | | 医療法人社団廣仁会 札幌皮膚科クリニック 院長 |
| 2020年4月 | | 医療法人社団廣仁会 副理事長 |
| 2022年1月 | | 医療法人社団廣仁会 理事長 |

所属学会：日本皮膚科学会
　　　　　日本臨床皮膚科医会（常任理事）
　　　　　日本乾癬学会（理事）
　　　　　日本褥瘡学会（理事）
　　　　　日本創傷・オストミー・失禁管理学会（理事）

社会活動：独立行政法人 医薬品医療機器総合機構　専門委員
　　　　　株式会社Gakkenメディカル出版事業部「Visual Dermatology」編集委員
　　　　　NPO法人皮膚の健康研究機構 理事

著書（単著）：「たった20項目で学べる」シリーズ（株式会社Gakken）
　　　　　　「皮膚科専門医が見た！ ざんねんなスキンケア47」（株式会社Gakken）
　　　　　　「憧鉄雑感」（金原出版）
　　　　　　「ジェネラリストのためのこれだけは押さえておきたい皮膚疾患」（医学書院）
　　　　　　「ジェネラリストのためのこれだけは押さえておきたい皮膚外用療法」（医学書院）

連載：Nursing「ナースのためのザンネンなスキンケア」（株式会社Gakken）
　　　皮膚科の臨床「憧鉄雑感（鉄道と皮膚に関するエッセィ）」（金原出版）

# 皮膚科学 看護スキルアップシリーズNew②

## 改訂新版 たった"22"項目で学べる 外用療法

編著 **安部正敏** 医療法人社団廣仁会 理事長
　　　　　　　札幌皮膚科クリニック 院長

**知りたいことを大幅加筆！**

**もっともわかりやすい！**

**使える！役立つ！外用療法の入門書**

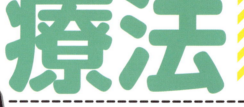

**待望の新改訂！！**
**ナースが知りたい**
**"外用療法"をアップデート！**

- ナースが"知りたい"順に掲載！　どこからでも読める！
- 実際の剤形や薬効など，臨床現場ですぐに役立つ知識が満載！
- 施設や在宅でのケアや説明にももちろん使える！

**皮膚科学的視点に立った必携の入門書**

●B5判　●136ページ　●定価：2,310円(本体2,100円+税10%)　●ISBN：978-4-05-510080-9

**株式会社Gakken**　〒141-8414 東京都品川区西五反田2-11-8
学研出版サイト　https://hon.gakken.jp/

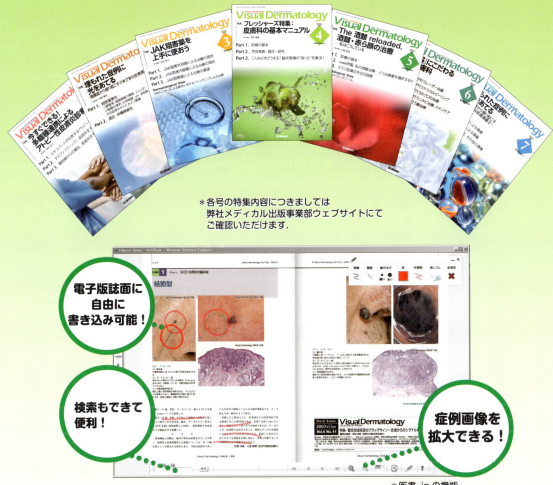

## たった"22"項目で学べる　褥瘡ケア　改訂新版

**2024 年 10 月 1 日　初版 第 1 刷発行**

| | |
|---|---|
| 編　著 | 安部　正敏 |
| 発 行 人 | 小袋　朋子 |
| 編 集 人 | 木下　和治 |
| 発 行 所 | 株式会社 Gakken<br>〒 141-8416　東京都品川区西五反田 2-11-8 |
| 印　刷 | TOPPAN株式会社 |
| 製　本 | 株式会社難波製本 |

**この本に関する各種お問い合わせ先**
- 本の内容については，下記サイトのお問い合わせフォームよりお願いします．
  https://www.corp-gakken.co.jp/contact/
- 在庫については　Tel 03-6431-1234（営業）
- 不良品（落丁，乱丁）については　Tel 0570-000577
  学研業務センター　〒 354-0045 埼玉県入間郡三芳町上富 279-1
- 上記以外のお問い合わせは　Tel 0570-056-710（学研グループ総合案内）

©M.Abe 2024 Printed in Japan
- ショメイ：タッタニジュウニコウモクデマナベルジョクソウケアカイテイシンパン

本書の無断転載，複製，複写（コピー），翻訳を禁じます．
本書に掲載する著作物の複製権・翻訳権・上映権・譲渡権・公衆送信権（送信可能化権を含む）
は株式会社Gakken が管理します．
本書を代行業者等の第三者に依頼してスキャンやデジタル化することは，たとえ個人や家
庭内の利用であっても，著作権法上，認められておりません．

JCOPY 〈出版者著作権管理機構　委託出版物〉
本書の無断複写は著作権法上での例外を除き禁じられています．複写される場合は，その
つど事前に，出版者著作権管理機構(Tel 03-5244-5088，FAX 03-5244-5089，e-mail：info@
jcopy.or.jp)の許諾を得てください．

本書に記載されている内容は，出版時の最新情報に基づくとともに，臨床例をもとに正確か
つ普遍化すべく，著者，編者，監修者，編集委員ならびに出版社それぞれが最善の努力をし
ております．しかし，本書の記載内容によりトラブルや損害，不測の事故等が生じた場合，
著者，編者，監修者，編集委員ならびに出版社は，その責を負いかねます．
また，本書に記載されている医薬品や機器等の使用にあたっては，常に最新の各々の添付文
書（電子添文）や取り扱い説明書を参照のうえ，適応や使用方法等をご確認ください．

株式会社Gakken

※学研グループの書籍・雑誌についての新刊情報・詳細情報は，下記をご覧ください．
学研出版サイト　https://hon.gakken.jp/